科 学 锻 炼 空 腹 力 | 让 身 体 脱 胎 换 骨

神奇空腹力

贾兴芳 编著

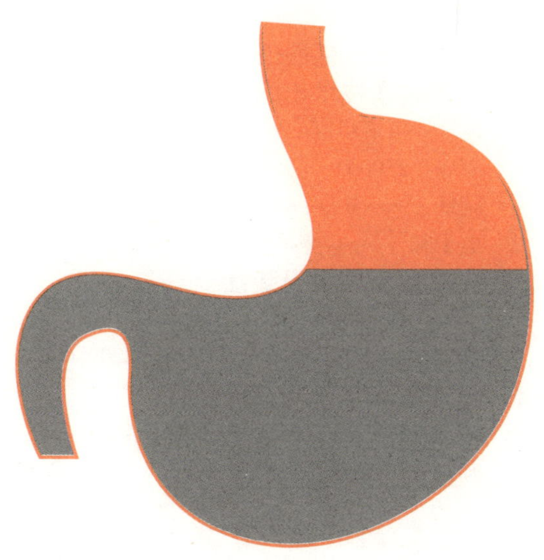

山东科学技术出版社
·济南·

图书在版编目（CIP）数据

神奇空腹力 / 贾兴芳编著. -- 济南 : 山东科学技术出版社, 2024. 11. -- ISBN 978-7-5723-2411-6

Ⅰ. R155.1

中国国家版本馆 CIP 数据核字第 20244X6F49 号

神奇空腹力

SHENQI KONGFULI

责任编辑：孙雅臻　庞晓峰

主管单位：山东出版传媒股份有限公司

出 版 者：山东科学技术出版社

地址：济南市市中区舜耕路 517 号

邮编：250003　电话：（0531）82098088

网址：www.lkj.com.cn

电子邮件：sdkj@sdcbcm.com

发 行 者：山东科学技术出版社

地址：济南市市中区舜耕路 517 号

邮编：250003　电话：（0531）82098067

印 刷 者：三河市南阳印刷有限公司

地址：河北省三河市杨庄镇杨庄村

邮编：065200　电话：（0316）3654999

规格：16 开（170 mm × 240 mm）

印张：10　　**字数：**102 千

版次：2024 年 11 月第 1 版　　**印次：**2024 年 11 月第 1 次印刷

定价：49.80 元

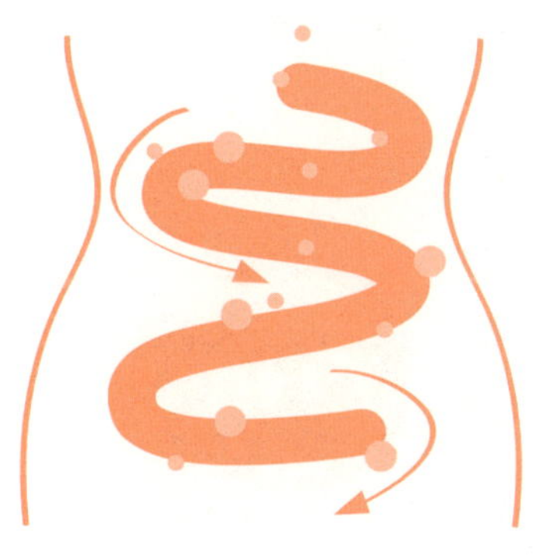

前　言

毫不夸张地说，现在很多人的病都是吃出来的！现如今，诱人的美食丰富多样，许多人因为吃得太多太好而得了肥胖症、糖尿病、高脂血症等代谢性疾病。

吃得过多会引发身体各种机能障碍。其一，过度进食会使消化系统负担加重，容易出现消化不良、肠胃不适等状况；其二，过多的营养摄入可能导致代谢紊乱，引发肥胖、高血脂、高血糖等问题，增加患心血管疾病、糖尿病等慢性疾病的风险；其三，长期饱食还有可能影响身体的内分泌系统和免疫系统等，给身体带来多方面的不良后果。

面对丰富的食物，人们应注意适度饮食，防止因过度进食而损害自身健康。事实上，在漫长的历史长河里，人类曾长期处于饥饿状态，饿肚子是常事儿。幸好人体应对饥饿的能力很强！没空气，大概 3 分钟就坚持不住了；没水，3 天左右就难以忍受了。但只要有空气和水，就算没食物也能撑 30 天左右。身体还会把多余的营养存成皮下脂肪，等没食物的时候就派上用场了。人类靠本能生存，以前经常空着肚子，“有上顿没下顿”，所以有食物就猛吃。生病的时候食欲下降，是因为身体本能在抗拒。人在健康状态下对食物的需求很大，但“病从口入”，

吃太多对身体并不好，而适当空腹则有益健康。

空腹能提高免疫力。首先，适当的空腹就像给身体的消化系统放个假。长期过度进食，消化系统就得一直高负荷运转。但适度空腹，就能减轻消化系统的负担，让它的功能更好地恢复和调整，活力满满。其次，空腹的时候身体会开启自我修复机制。在饥饿状态下，身体会调动自身的资源来进行修复和更新，这里面就包括让免疫细胞变得更活跃。再次，空腹对调节身体代谢也很有帮助，可以避免因为过量进食导致的代谢紊乱，让身体代谢更加平衡高效，这样就能给免疫系统提供更好的支持。总之，适度控制饮食，体验一下空腹感，能在一定程度上提高身体免疫力，为健康助力，让你的生命充满活力。

CONTENTS 目录

营养过剩蚕食健康

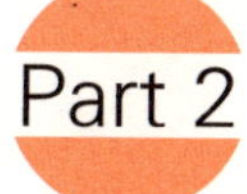

“空腹力”是人体最好的医生

Part 3 空腹的好处，超出你的想象

Part 4 空腹不是绝食，而是更会吃

Part 5 把免疫力和自愈力“饿”回来

Part 6 简单有效的轻断食疗法

开始行动，断食还须知道的事

营养过剩蚕食健康

在这个物质极大丰富的年代，餐桌上的食物越来越丰盛。然而，当我们痛快享受美食时，身体可能已不堪重负。我们需要正视营养过剩的问题，合理规划饮食，让身体保持健康。

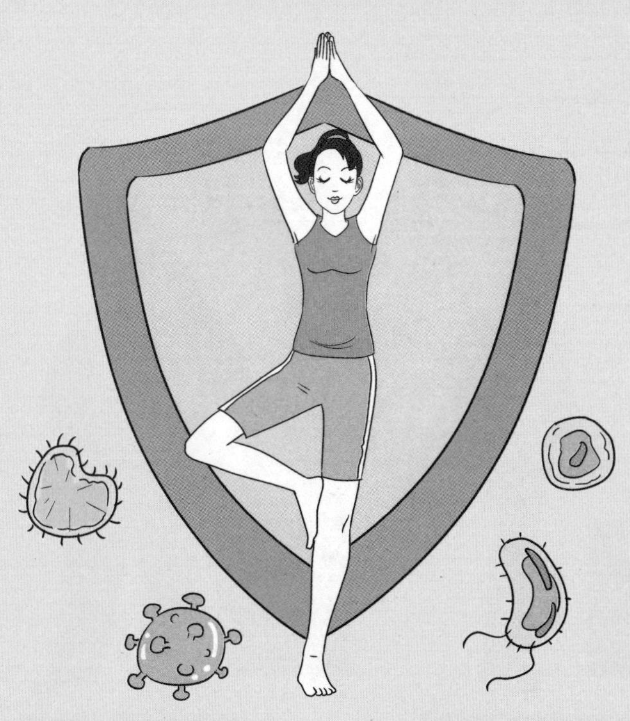

自我检测：你是否营养过剩

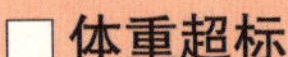
□ 体重超标

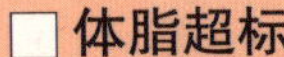
□ 体脂超标

□ 身体易疲劳、活动后气喘

□ 皮肤油脂分泌旺盛，容易出现脂溢性皮炎、痤疮等皮肤问题

□ 腰围（男性腰围大于 90 厘米，女性腰围大于 85 厘米）、腰臀比（男性腰臀比大于 0.9，女性腰臀比大于 0.85）超出正常值

□ 血液检查中，血糖升高，血脂升高

□ 日常饮食摄入能量远超所需

若都没有，打“×”

若出现上述现象，打“√”

不易疲劳
不易肥胖
不易生病

苗条健康有活力

易疲劳
易肥胖
易生病

肥胖、不健康

营养过剩，正如何困扰着人们

生活条件越来越好，美食的诱惑无处不在，许多人总是忍不住大快朵颐。殊不知，各种危害也紧随而至。

日渐肥胖，身材走样愁煞人

吃得多，就容易让人肥胖。

当人体摄取的营养超过所需，多余的能量便会以脂肪的形式储存起来，时间一长就会导致肥胖。小蛮腰变“游泳圈”，大长腿变“大象腿”，不仅影响外在形象，让行动困难，买衣服发愁，还会增加患病的风险，如动脉粥样硬化等病症。“腰带越长，寿命越短”，过于肥胖会影响身体健康。

“富贵病”缠身，健康亮红灯

吃得过多，不仅会使人发胖，更严重的是影响健康，得“富贵病”，比如在人群中占比很高的“代谢综合征”（一组复杂的代谢紊乱症候群，包含了多种心血管疾病的危险因素，这些因素往往会相互关联，增加患心血管疾病以及糖尿病等慢性疾病的风险）。

比如，糖分摄入过量，会使血糖水平长期居高不下。如果经常吃高糖点心、喝高糖饮料，血糖就可能会持续超出正常范围，使胰腺 β 细胞过度分泌胰岛素来降低血糖，久而久之，胰腺功能受损，以致胰岛素抵抗（即胰岛素无法正常工作，无法有效利用糖类），进而引发 2 型糖尿病。

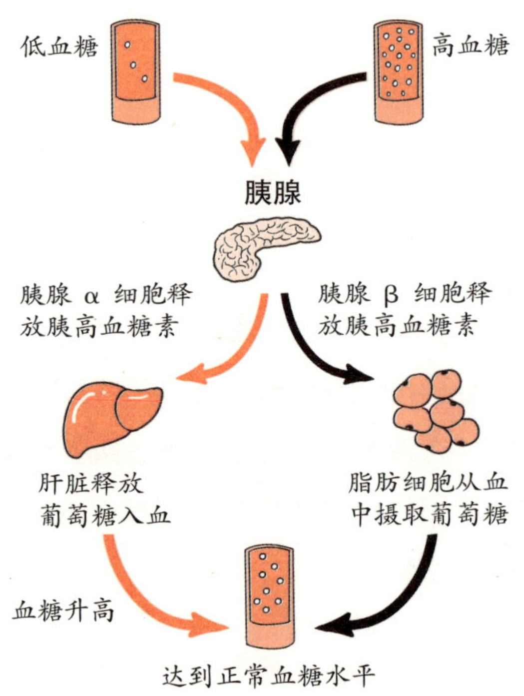

摄入过多营养，尤其是过量的胆固醇、饱和脂肪和高盐摄入，会导致高血脂、高血压和动脉硬化，进而增加患上现代社会“头号

杀手”——心血管疾病的风险。而且，由于体内营养过剩，肝脏负担加重，干扰脂肪代谢，使脂肪在肝脏内堆积，便会形成脂肪肝，损伤肝细胞，影响肝功能，增加患上某些癌症的风险。

器官受累，不堪重负

体内的营养过剩，不仅会引发肥胖以及“三高”问题，还会使身体许多器官、组织负担过重。比如，胃肠道消化负担加剧。长期过量摄入高脂肪、高蛋白食物，胰腺需分泌更多的胰液来消化脂肪，胃也需要分泌更多胃酸和胃蛋白来消化蛋白质，这很可能导致胃痛、胃胀、消化不良等症状。此外，过多的营养物质在肠道中可能会打破肠道菌群的平衡，而正常的肠道菌群对人体健康起着至关重要的作用。

身体缺钙，骨骼脆弱

营养过剩对骨骼的影响也不容忽视。在某些情况下，营养过剩可能通过影响其他营养素的平衡，间接影响钙和维生素 D 的吸收和利用。例如，磷的过量摄入，会抑制钙的吸收，而瘦牛羊肉、蛋类、瓜子、带鱼、猪肝等食物中含磷量就较高。过多的脂肪堆积也会妨碍钙、铁、维生素 D 等微量元素的吸收，增加骨质疏松的风险，引起骨折和其他骨骼问题。

吃得太饱，大脑消极怠工

大脑更是长期饱食的受害者。大家都有这样的经历吧：吃饱后昏昏沉沉、精神恍惚，总是犯困？这是因为吃得过饱，血液被消化系统大量占用，分配给大脑的血液减少了，大脑便没有充足的能量来维持正常运转，以致思维能力降低、精神恍惚、记忆力下降、智力减退等。长期饱食，还可能引起动脉粥样硬化，致使大脑早衰，严重者甚至引发中风。

给心理健康笼上乌云

营养过剩不仅影响体形和身体健康，对心理健康方面的副作用也不可忽视。若长期饮食过度，很容易导致颜值下降、身材走样，引发焦虑、自卑、抑郁等心理健康问题，进而影响正常生活和人际交往。

为了避免营养过剩，我们需要合理规划膳食结构，控制食量，减少高热量、高脂肪、高糖和高盐食品的摄入。比如，可将精制谷物替换成升糖慢、饱腹感更强的粗粮，适当吃些瘦肉、鱼、蛋、奶等优质蛋白，增加蔬菜、水果、全谷物等富含维生素和纤维食物的摄入。同时，保持适量的运动，促进能量与脂肪的消耗。这样，身体才能营养充足且均衡，健康有活力。

吃得越“好”，身体越不健康

俗话说“过犹不及”。如今生活好了，人们吃得越来越好，可身体却越来越不健康。难道吃得好真会损害健康吗？这值得我们深思。

你以为的“吃得好”，其实很糟糕

人们普遍认为的“吃得好”，即食物丰富、味道好、高热量、高脂肪等，实际上这可能对健康不利。吃得越来越“好”，不代表吃得越来越健康，因为存在吃太多垃圾食品、忽视营养均衡、食物过于精细等问题。

有的人，对“吃得好”的理解存在误区，认为那些口感丰富、美味可口的食物就是“好的食物”。比如各种高盐、高糖、高脂肪的美食。殊不知，尽管这类美食能满足我们的味蕾，但从健康的角度来看，隐藏着巨大的健康隐患。比如，许多咸味零食里含有大量的盐，而人体若摄入过量的盐，会导致血压增高，还需要肾脏加班加点地工作来排出多余的钠离子，这可能引起肾功能紊乱。

有的人追求“高品质的精致生活”，吃得过于精细，白面越白越细越好，很少吃粗粮。精细的食物吃起来口感确实比粗粮好，但可能导致营养缺乏，因为精细食物通常在加工过程中去除了大部分的麸皮和胚芽，膳食纤维流失严重，而膳食纤维对人体的肠道健康至关重要。如果长期膳食纤维摄入不足，肠道蠕动缓慢，粪便在肠道停留时间过长，水分被吸收，大便干结，就会形成便秘。而且，精细食物特别是精制谷物（如白米饭、白面包等），碳水化合物含量特别高，进入消化系统后很容易被吸收，导致血糖迅速上升。

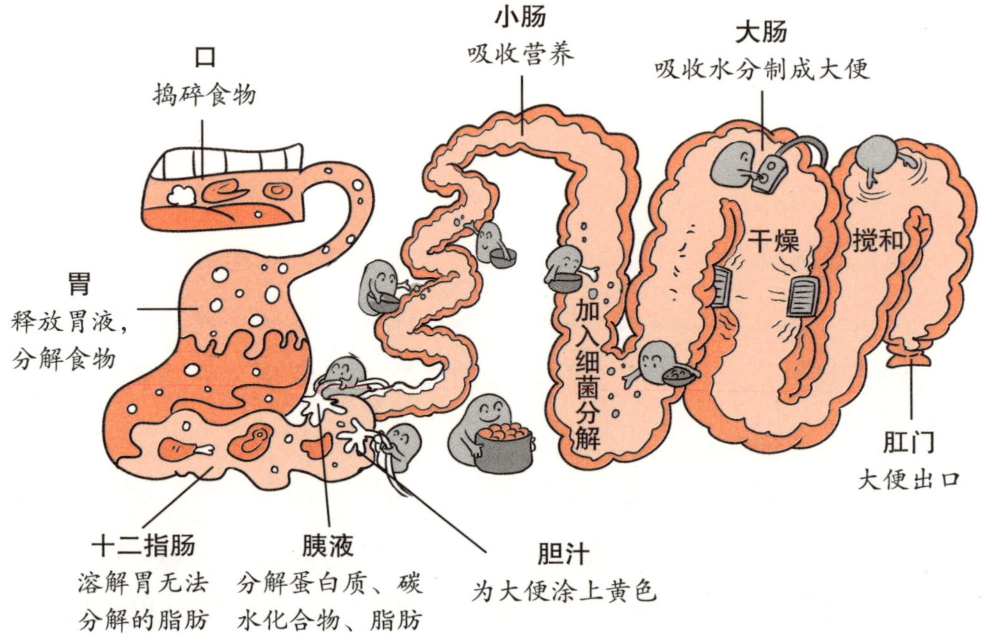

有的人认为大鱼大肉更有营养，顿顿有肉，餐餐有鱼，忽视了蔬菜、水果等食物的摄入，这就导致热量、脂肪、蛋白摄入严重超标，而维生素、矿物质摄入严重不足。

有的人认为野生的、珍稀的、价格高的食物就是好食物，从而忽略了自己身体的实际需求。

不良饮食习惯也会让好变坏

吃得越“好”却越不健康，除了食物本身的问题、搭配的问题，也可能是饮食习惯不好，比如暴饮暴食、吃得过快、饮食不规律等。

饮食速度过快，食物没有经过充分的咀嚼，颗粒较大，与胃肠道黏膜的接触面积较小，消化酶无法充分接触并分解它们，从而影响营养成分的吸收。

如今生活好了，有人无肉不欢，有人把饮料当水喝，有人狂吃甜品。凡事要有度，过分偏爱某种食物有可能给身体带来不利影响。

食物偏好背后的健康密码

对某些食物的偏爱，可能暗藏着健康隐患。

首先，可能是味觉失调。正常状态下，人会对包含身体缺乏的营养物质的食物感觉味美，可一旦味觉减退或异常，即味觉失调，身体可能失去正确判断，就会过度偏爱某种食物，即便摄入过量，仍觉味美诱人，难以自控，而对身体必需的食物却毫无兴趣。

其次，可能是身体缺乏某些营养或生病了。如果长期对特定食物情有独钟，那就需要警惕了，这可能意味着身体缺乏某些营养素。比如，突然偏爱重口味食物，可能是身体缺锌。锌是味蕾的重要组成部分，能合成味觉素，提升味蕾对甜味、咸味等味道的敏感性。

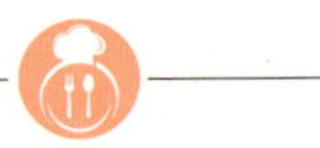

缺锌会损害味蕾细胞的功能和更新，降低味蕾敏感度，使味道的分辨能力减弱，即使食物中糖、盐很多，仍然觉得淡而无味。

再次，可能是出现了心理或情感问题。长期形成的饮食习惯可能让人对某种食物形成依赖，或者当心理压力很大、负面情绪很多时，需要通过吃东西来获得安慰。比如，甜食可以刺激大脑释放多巴胺，令人产生愉悦感，很多人心情不好时便会通过吃甜食来释放压力或负面情绪。

缺锌的常见症状

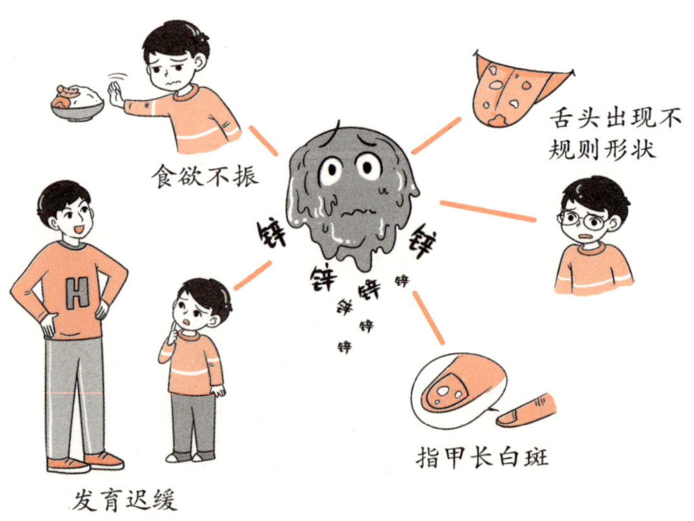

长期偏食，后果很严重。过多食用自己偏爱的食物，虽然可以满足味蕾，获得短暂的幸福感，但后果很严重，往往会导致营养摄入不均衡，长此以往身体就会出现各种问题。

食物里的“健康杀手”

俗话说：“明枪易躲，暗箭难防。”人们在追求饮食健康时，常关注盐、糖、咖啡因等的含量问题，却不知一些常见的食物中藏着更可怕的“健康杀手”，值得警惕。

不容忽视的高糖、高盐成分

很多人喜欢吃高糖食物（含有大量可被人体快速吸收利用的糖类物质的食物）、高盐食物，这种典型的现代饮食方式正在损坏我们的健康。

高糖成分主要来源于添加糖的食品。添加糖主要指添加到食品中的糖浆和糖，如玉米糖浆、蔗糖、葡萄糖等。各种甜品（如布丁、冰激凌）、糖果、甜饮料（如果汁、可乐）、烘焙糕点等都含有大量的糖，长期摄入，可能会患糖尿病、脂肪肝、龋齿等。

摄入过多的盐，不但伤肾还伤心。一方面，多盐会增加肾脏负担，使肾脏长期超负荷工作，增加患慢性肾脏病的风险；另一方面，高盐食物，如一些外卖，加工的肉类食品（如香肠、火腿及腌制食品），也正拉近我们和高血压的距离。而高血压又是许多心血管疾病（如动脉粥样硬化、冠心病）的危险因素。

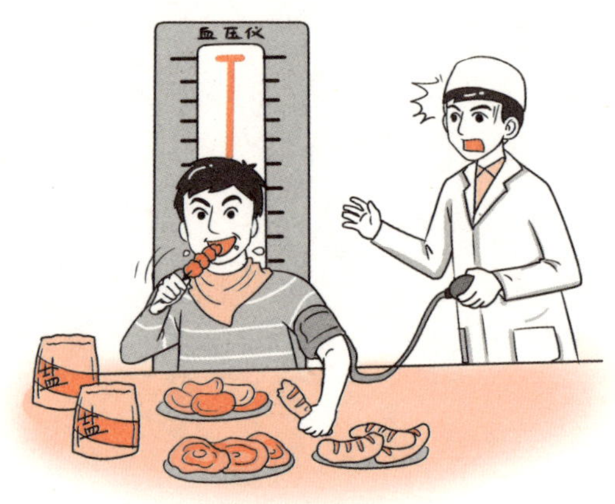

测血压

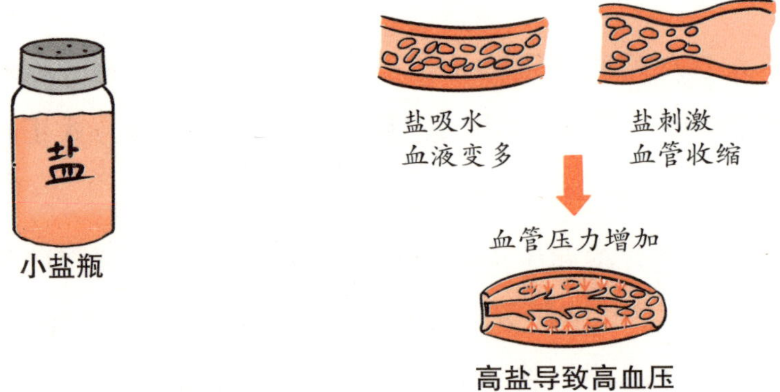

不可不防的亚硝酸盐

不少人存在饮食误区，常食用剩菜以及未腌透的酸菜等。这些食物中含有亚硝酸盐，其主要来源是随着时间推移或者经过加热，新鲜及刚炒熟的蔬菜所含的硝酸盐会被细菌还原形成亚硝酸盐。未腌透的咸菜及加工肉类中也含有大量亚硝酸盐。一旦亚硝酸盐进入血液，就会导致血红蛋白丧失运输氧气的功能，从而造成人体缺氧，出现头晕、乏力等不适症状，严重时甚至会陷入昏迷。

更为可怕的是，亚硝酸盐在特定条件下还会转化为致癌物亚硝胺，大大增加诱发癌症的风险。所以，我们要摒弃这些饮食误区，莫要在不经意间将“健康杀手”吃进腹中。

不能掉以轻心的真菌毒素

微生物在腐蚀食物的过程中会产生有毒物质，并且这些毒素会从腐烂处向未腐烂处扩散。因此，当食物出现部分腐烂时，千万不要仅仅去除腐烂部分就继续食用。

例如花生、玉米等粮油作物就极易被黄曲霉毒素污染，这种由真菌产生的毒素具有极强的毒性，还是强致癌物，哪怕只是少量摄入，都可能对人体造成极其严重的危害。

我们不能因爱惜粮食而忽视这种潜在的风险，一旦发现食物腐烂，务必果断丢弃，绝不让真菌毒素等有害物质有机可乘，威胁我们的健康。

其他隐藏在食物里的“定时炸弹”

除了高糖、高盐、亚硝酸盐和真菌毒素之外，众多食品中的添加剂、防腐剂、不法商贩违规添加的硫黄，以及食物中可能残留的

农药、化肥、重金属、污染物等，都会悄无声息地对人体造成伤害，在我们的健康之路上埋下一颗颗隐患重重的“定时炸弹”。在日常饮食中，我们要增强辨别能力，选择安全、健康的食物，确保身体健康。

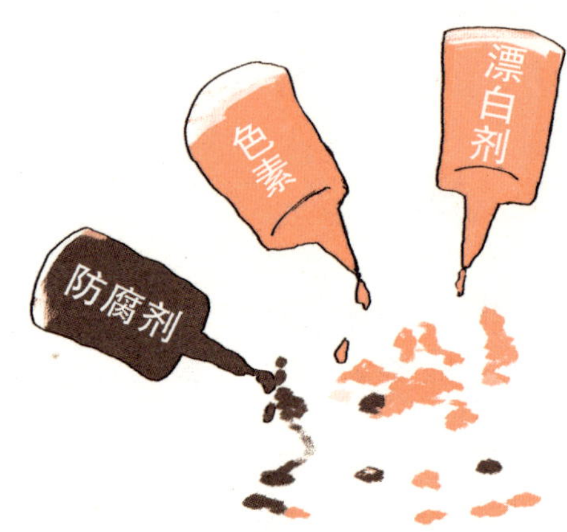

关注食品安全，
远离垃圾食品。

补充营养，并不是多多益善

俗话说“过犹不及”。如今很多人重视营养，热衷进补，却不知过度补充营养也可能对身体带来伤害。即使是优质营养，吃得过多也会变成“毒药”。

补充蛋白质需谨慎，小心造成“蛋白质”负担

蛋白质是生命的物质基础，是构成人体一切细胞、组织的重要成分，若蛋白质摄入不足，会出现免疫力下降、肌肉萎缩等问题。于是，很多人为了健康，大量食用含蛋白质丰富的肉、蛋、奶等食物，殊不知蛋白质补充过量并不利于身体健康。

肾脏负担过重：人体摄入的蛋白质经过代谢产生的含氮废物，如尿素、肌酐等，需要通过肾脏排出体外。若摄入蛋白质过多，肾脏就需要处理更多的代谢废物，长此以往，肾脏负荷过重，可能会引起肾小球硬化、肾小球肾炎等肾脏疾病，导致肾功能受损。

影响钙的吸收：若过量摄入蛋白质，尿钙的排出量会增加，引起钙流失，需从骨骼中释放更多的钙来中和蛋白质在代谢过程中产

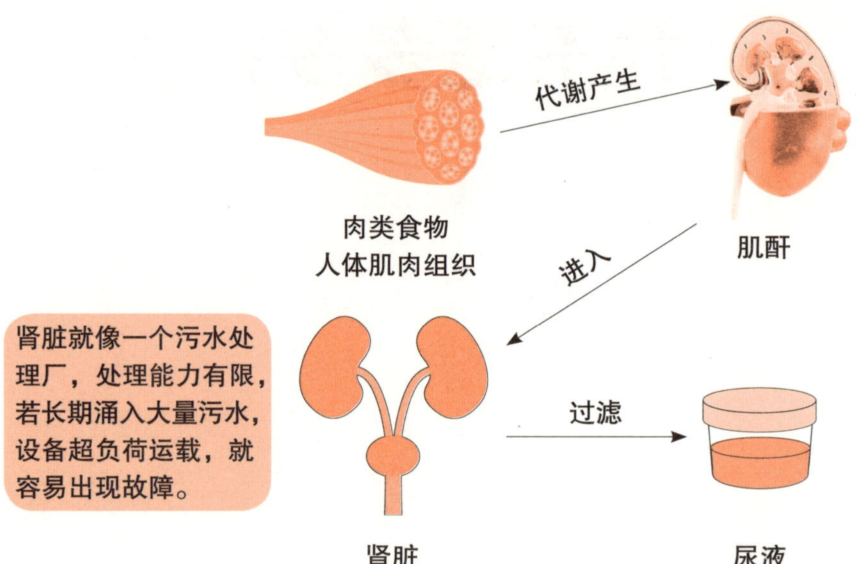

生的酸性物质，骨骼这个钙的“储蓄库”的含钙量减少，会增加骨质疏松的风险。

肝脏负担增加：蛋白质分解会产生氨，需要经过肝脏处理合成尿素后才能排出体外。若过量摄入蛋白质，会增加肝脏的负担，对肝脏健康不利。

此外，过量摄入蛋白质，还有可能造成体内含氮废物堆积，增加患痛风、肠道功能紊乱、心血管疾病的风险。

维生素不是多多益善，小心补过量

除了蛋白质，很多人喜欢补充维生素，将维生素当食品长期吃。其实，这不仅浪费钱，还会打破机体内维生素平衡，给身体造成伤害。

比如，脂溶性的维生素 A 在体内代谢速度很慢，若维生素 A 摄入过量，多余的维生素A就会储存在肝脏中，时间一长，会损害肝细胞，影响肝脏的正常功能，使肝脏肿大。

再比如，维生素C是酸性物质，若过量摄入，会刺激胃肠道黏膜，引发恶心、呕吐、腹痛、腹泻等症状。而维生素D摄入过多，会使血钙浓度过高，引发高钙血症。维生素E摄入过多，则会干扰人体的凝血机制，导致出血倾向增加。

膳食纤维虽好，但需适量

近年来，随着健康饮食方式的流行，人们开始注意到膳食纤维的价值。于是有些人开始大量吃粗粮以补充膳食纤维。然而，膳食纤维虽然好，过量也不可取。

比如，膳食纤维虽然有助于肠道蠕动，但摄入过量，可能会加重肠胃负担，对胃肠道产生刺激，影响营养物质的吸收。过多的膳食纤维会吸收肠道内的水分，使粪便过于干结，不但预防不了便秘，反而会导致便秘。膳食纤维摄入过多，还可能影响矿物质的吸收。

膳食纤维在肠道中被细菌分解、发酵的过程中，还会产生大量气体，引起胃肠胀气。比如，有些人食用过多的全麦食品、豆类等富含膳食纤维的食物后，会出现打嗝、腹胀、放屁等现象，这就是胃肠胀气的表现。

补充矿物质需合理控制用量

除蛋白质、维生素、膳食纤维外，很多人也热衷于补充矿物质，以致矿物质摄入超标，从而引起一系列健康问题，如胃肠道不适、破坏器官和组织的结构和功能、神经系统损伤等。

过量补铁会导致慢性铁过载，多余的铁在体内的器官和组织（如肝脏、心脏、胰腺）中堆积，就像堆积了大量“铁锈”，破坏组织、器官的正常结构和功能。

碳水化合物、脂肪也不可贪多

虽然人体需要摄入一定量的碳水化合物、脂肪，但若摄入过量，弊大于利，会引起肥胖、“三高”、肠胃问题、加速衰老等。

由此可见，在追求营养和健康的道路上，我们应结合自身实际情况，遵循科学合理的原则，适度补充营养，切不可过量，以免适得其反。

“空腹力”是人体最好的医生

我们的身体拥有神奇的力量，“空腹力”便是其中一种。它既可以使肠胃得到充分的休息，又有助于提升身体的免疫力，推动身体的代谢更新等。一句话，“空腹力”是一场身体的革命。

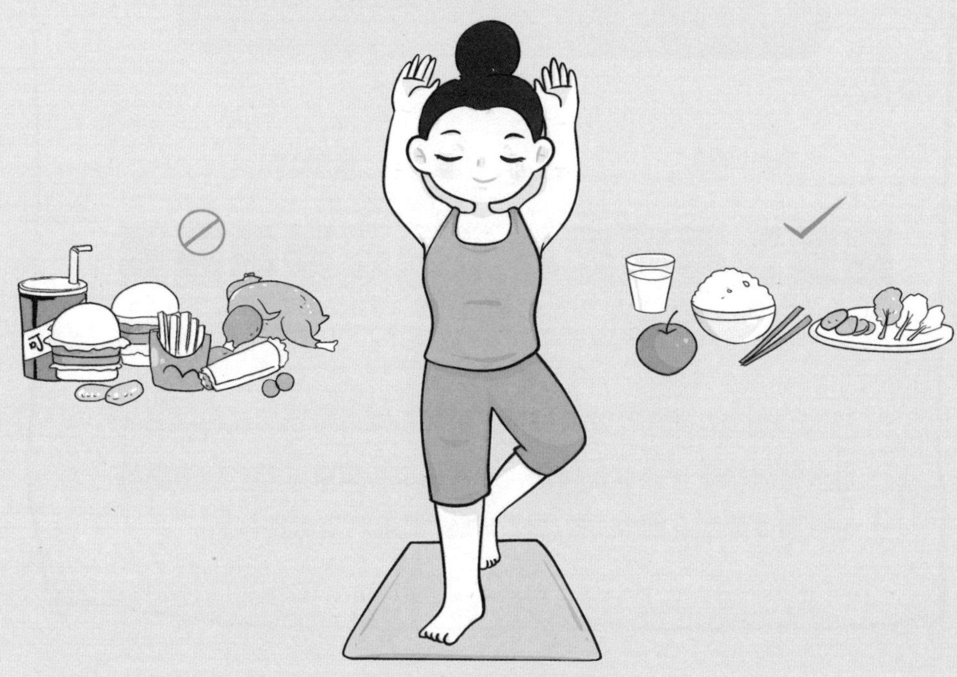

酸碱体质自我检测

我的体质是“酸”还是“碱”呢?

- ☐ 皮肤经常出现问题
- ☐ 早晨起床时精神不佳
- ☐ 每天感到很疲劳，嗜睡
- ☐ 记忆力下降
- ☐ 情绪不稳定，容易发怒
- ☐ 牙龈易出血，伤口易化脓
- ☐ 免疫力低下，经常生病
- ☐ 不能长时间专注工作
- ☐ 四肢容易冰冷、发麻
- ☐ 晚上经常睡眠不好，易醒、多梦
- ☐ 经常头疼、肩酸、腰酸、腿痛

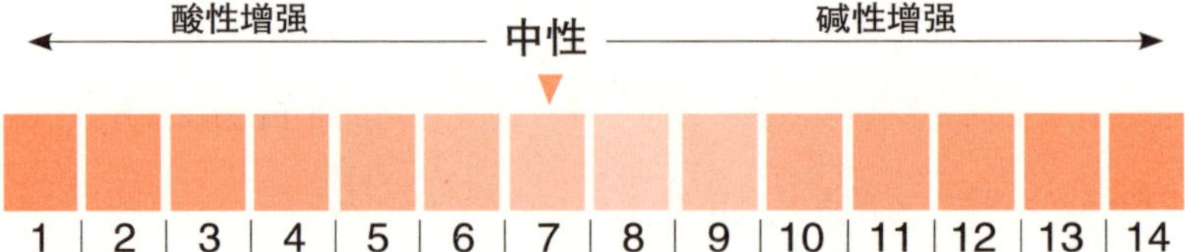

5 种以上与自身情况相符，可能是酸性体质；5 种以下与自身情况相符，为碱性体质。也可买 pH 精密试纸，在早晨起床后测试尿液，若 pH 多次低于 5，则说明是酸性体质。

空腹力净化血液、改善体质

俗话说：“流水不腐，户枢不蠹。”血液乃健康基石、生命之河，没有它，人体这个复杂的机器就运转不起来。然而，若是血液不干净，会怎么样呢？

血液不干净是许多疾病的诱因

老话说：“食成血，血成肉。”人体摄入的食物经过消化吸收后，会转为糖、维生素、蛋白质、矿物质、脂肪五大营养素，并被血液吸收。同时，血液里还含有氧气、水、内分泌器官分泌的激素、白细胞、红细胞、血小板等。血液流经身体各处，像个风风火火的快递员，为身体的每个角落送去水、氧气、养分等；又像个垃圾清洁工，回收组织器官产生的代谢废物。代谢废物一部分转为废气，从肺部通过吐气排出；一部分转为尿液，从肾脏排出。

所以，若血液不洁净，身体各器官也会出毛病，引起疾病。比如，血液中的不干净成分可能会激活癌症因子，刺激细胞膜，扰乱细胞秩序，使细胞异常分裂和增殖，导致癌症。

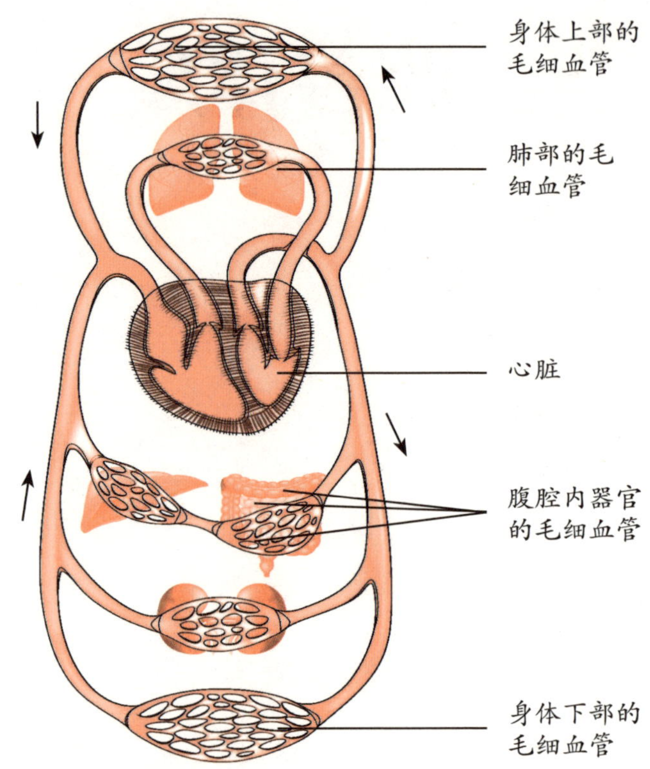

是什么让血液不干净

说血液“不干净”，只是一种通俗的说法，其实是指血液中存在一些可能影响健康的异常成分。哪些因素会让血液受“污染”呢？

一是饮食因素。常饱食或吃油腻、甜咸食物易使血液黏稠，缺乏维生素及膳食纤维也会影响血液清洁。

二是缺乏运动。血液循环缓慢，代谢废物不能及时排出。

三是外界有毒物质。如大气、土壤中的有害物质等会使血液变脏。

四是疾病因素。免疫力低、感染或慢性病会污染血液，如肾脏出现问题会影响其过滤功能。

此外，长期使用的导管不消毒、外伤手术未消毒、内分泌失调等也可能让血液“不干净”。

用空腹力净化血液

若身体血液不干净，不要着急，可尝试空腹养生，用空腹力来净化血液。空腹力并不是让人长期饥饿，而是指适当保持空腹状态的能力和这种状态给身体带来的积极影响，强调的是合理控制食物摄入量和进食时间，让人在一定时间内处于空腹状态。这是当今流行的一个养生概念，有一定的科学依据，但实践时要根据自己的实际情况掌握好度，注意营养均衡。

1. 空腹引发身体机能变化

人空腹时，血液中的营养素不足，白细胞腹内有多余空间，就会积极地吞噬血液中的代谢废物、病原菌和肿瘤细胞。例如，当人患感冒、支气管炎、大肠炎（腹泻）、胆囊炎等炎症甚至肿瘤等疾病时，就会出现没有食欲或食欲下降的反应，这是身体的一种自然治愈能力，使白细胞处于空腹状态，从而增强免疫力。

了解了这些构造和机能，我们就能更好地理解为什么患有糖尿病的人，免疫力会低下，并且容易患结核、皮肤炎症、肿瘤等疾病。

2. 空腹促进消化排泄

空腹能促进排泄，使体内排泄器官全力工作，排出血液垃圾，净化血液。

在空腹状态下，人体的排泄器官能够更加高效地工作。中医认为

“万病之源源于血”。当人处于空腹状态时，体内的排泄器官可以开足马力，将血液中的垃圾全部排出体外，从而起到净化血液的作用。

但需要注意的是，空腹并不能直接清除血液中的垃圾，也不能增强身体的排毒能力。相反，如果长时间空腹，可能导致身体营养不良，影响身体的正常代谢和排毒功能。因此，要想更好更健康地清除血液中的垃圾，可以采取在晨起空腹情况下喝一杯苦荞茶、喝一杯温开水、进行适量运动等措施。

苦荞茶中含有丰富的膳食纤维和多种氨基酸，能促进肠胃蠕动，帮助消化。同时，苦荞茶中的维生素 E、黄酮类物质等成分，能够有效消除体内自由基，预防血管硬化，抵抗血栓形成，有助于体内有毒物质的排除，让血液更加干净。

早晨起床后，也可以空腹喝一杯温水，补充肠道水分，促进胃肠道蠕动，帮助排便，从而促进体内垃圾的排出。还可以空腹吃一些水果，但要注意不能多吃，否则会对肠胃产生影响。比如苹果、香蕉等水果，在一定程度上可以起到通便的效果，有助于体内垃圾的排出。

此外，进行适量的运动也能促进排泄。早晨起床后进行适量的运动，能加快身体的血液循环，提高自身新陈代谢的能力，有利于新陈代谢，促进排泄器官更好地工作，将血液中的垃圾排出体外。

人体血液中的垃圾主要通过肾脏形成尿液、呼吸排出二氧化碳、皮肤出汗这三条途径排出体外。保持饮食均衡、适量运动、多喝水、避免过度疲劳等，有助于维持身体的正常代谢和排毒功能，减少血液中的垃圾积累。

减去多余内脏脂肪，身体健康体型好

同样是减肥，为什么有的人很快就有效果，而有的人却难以见效？为什么有的人看起来明明不胖，却有脂肪过多的问题，需要“减减肥”？这些都跟可怕的内脏脂肪有关。

内脏脂肪与皮下脂肪

所谓内脏脂肪，指的就是存在于内脏周围的脂肪组织。如果这类脂肪大量囤积，就会形成内脏脂肪型肥胖。由于内脏脂肪隐藏在身体内部，所以无法从人体外表观察到它，也不能用手直接触摸到。而皮下脂肪，是贮存在皮下的脂肪组织，十分接近于身体表面。用手指捏一捏，或者测量一下皮下脂肪的厚度，就可以确定肥胖程度。所以，皮下脂肪肥胖型的人，通常体型看起来偏胖。

无论是内脏脂肪还是皮下脂肪，都是过剩的营养囤积在体内形成的，差异在于，内脏脂肪能快速囤积，也能快速燃烧消耗；而皮下脂肪的囤积和燃烧、消耗的过程都相当缓慢。

男性更容易囤积内脏脂肪，而女性拥有较多皮下脂肪。从进化

的角度来说，这是因为在远古时，男性须外出狩猎，需要更多可以瞬间发挥作用的热量；而女性因为孕育，需要更多能够长期利用的热量。

从体型上看，男性内脏脂肪增加型肥胖较常见，即上半身肥胖（俗称“苹果形身材”）；女性则常为皮下脂肪增加型肥胖，即下半身肥胖（俗称“梨形身材”）。

饮食不均衡，运动量不足，是产生内脏脂肪的主要原因。

苹果形体型
（中心性脂肪沉积／内脏型肥胖）

梨形体型
（皮下脂肪沉积）

腰部以上

腰部以下

内脏脂肪

皮下脂肪

内脏脂肪性肥胖

标准体型

皮下脂肪性肥胖

内脏脂肪过多的危害

内脏脂肪看不见，但累积过多危害可不小。虽然皮下脂肪累积过多会让人看起来松弛，但皮下脂肪产生的游离脂肪酸，往往会被肌肉所利用。但内脏脂肪产生的游离脂肪酸，却会由血管直接进入肝脏，变成引发糖尿病的血糖或成为高血脂的诱因。不仅如此，内脏脂肪过多，还有可能引起脂肪肝，影响新陈代谢，增加心血管疾病的发病概率。

健康减肥需减去内脏脂肪

怎样才能知道自己体内内脏脂肪累积过多呢？

数据显示，当男性腰围大于 90 厘米、女性腰围大于 85 厘米时，便是"内脏脂肪型"肥胖。其实，内脏脂肪过多，从表面上看，也是体型肥胖的，所以，胖了、体重超标了，就要考虑减肥了。不过也有少数人是特例，他们看起来偏瘦，但体内内脏脂肪过多，所以，这些人也要关注自己是否需要给内脏脂肪"减减肥"。

内脏脂肪与皮下脂肪关系密切，有着并发的可能性。比如，有些人减肥，好不容易有了效果却很快反弹，这是因为内脏脂肪很容易引起皮下脂肪增多。只减去皮下脂肪而没有减去内脏脂肪，算是治标没治本。

空腹力，有效助力减去内脏脂肪

空腹力可以在一定程度上帮助我们减去多余的内脏脂肪。

1. 能量代谢转变

空腹状态时，缺少碳水化合物供应，身体便倾向分解体内存储的脂肪来提供能量，内脏脂肪自然也在其中。若空腹时进行一些有氧运动，还会进一步加速脂肪的消耗。不过，不是所有人都适合空腹训练，应根据实际情况而定。

2. 激素调节作用

空腹时，为了维持正常生理活动，胰高血糖素、肾上腺素分泌增加，促进肝脏分解糖原，释放葡萄糖，从而升高血糖。同时，它们也会刺激肝细胞分解脂肪来提供能量，这其中也包括内脏脂肪。与此同时，胰岛素分泌水平相对降低，身体中细胞合成脂肪包括内脏脂肪的“积极性”也跟着降低。

3. 促进肠道蠕动和代谢废物排出

空腹时，肠道会通过加快蠕动来寻找可能存在的食物残渣或其他可利用的物质来提供能量，这对排出肠道内的毒素、代谢废物和内脏脂肪也有帮助。

不过，去除内脏脂肪需要综合考虑多个方面，不能完全依赖空腹这一方法，需要根据自己的身体情况来合理安排空腹的方式和时间，以免出现代谢紊乱、低血糖等情况。

空腹力对抗人体酸化

古代中医说“血浊万病到，万病由酸起”。现代人因各种原因，身体酸化的问题越来越广泛，体内 pH 常常低于健康值，值得警惕。

人体酸化危害多

人体内有免疫系统这个天然防护墙，它保卫着我们的健康。其中免疫细胞可谓维护人体健康的主力军，它们时时刻刻保持高度戒备，消灭各种入侵人体的致病因素。免疫细胞的活力最适宜的 pH 范围为 7.35 ~ 7.45，在这个范围，它们可以得到最充分、平衡的营养，活力也最强。当 pH 不在这个范围时，免疫细胞的活力就大幅降低，组织细胞功能下降甚至中毒，新陈代谢就会变慢，使人体免疫力下降。长此以往，人就容易生病。

人体酸化可导致肠胃疾病，如慢性腹泻、便秘、胃溃疡等；还可导致体液中的脂肪分子加速生成脂肪细胞，使人容易肥胖；酸性废弃物堆积，会阻塞毛细血管，影响血液循环，导致糖尿病、肾炎、血尿和各种癌症等。

此外，人体酸化还可能引起骨质疏松、口臭体臭、一系列皮肤问题，如松弛、生痘等。所以说，人体酸化不可小觑。

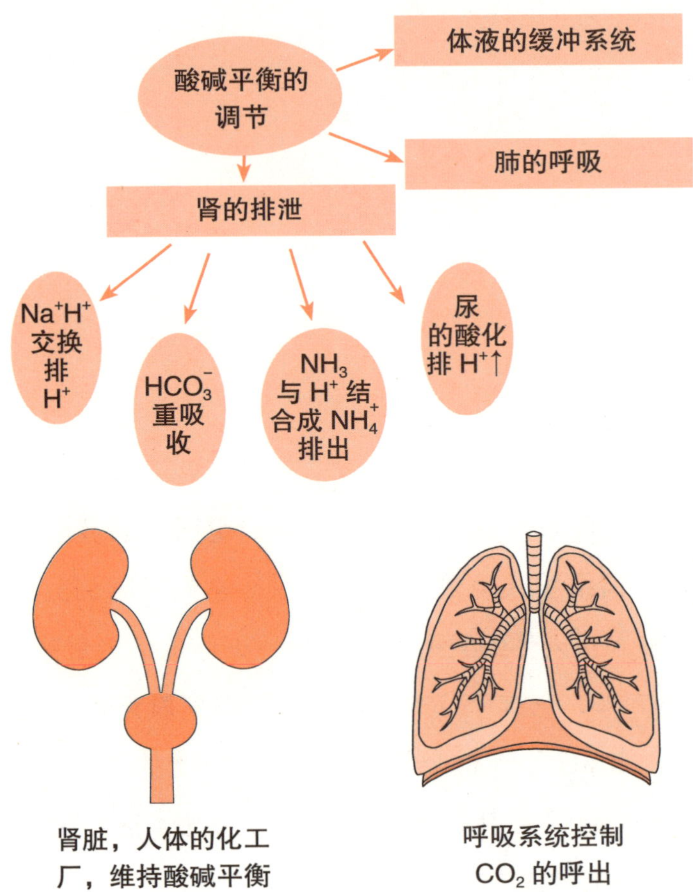

肾脏，人体的化工厂，维持酸碱平衡

呼吸系统控制CO_2的呼出

人体酸化的原因

人体酸化到底是如何发生的呢？

1. 缺少运动

多运动多出汗，可排出体内多余的酸性物质。然而现代人工作繁忙，加上以车代步的现象愈来愈多，运动量严重不足，使酸性物质在体内长期滞留，从而引起人体酸化。

2. 心理压力过大

现代人生活节奏快，工作、生活压力大，若压力得不到释放，传到肾上腺和脑下垂体，引起激素分泌并传到各器官，降低血液中的钙离子浓度，使血液酸性化。

3. 生活习惯不好

有些人喜欢吸烟酗酒，这会增加诱发人体酸性化的可能性。喜欢打游戏的人经常熬夜，生活没规律，也会加重体质酸化。

4. 饮食结构不合理

食物有酸碱之分。在人体内的代谢物呈酸性的食物是酸性食物，如米、面、肉类等。在人体内的代谢物呈碱性的食物是碱性食物，如大多数蔬菜、水果。现代人摄入肉蛋、精米、白面等酸性食物较多，而摄入新鲜蔬菜、水果等碱性食物不足，导致人体酸化。

5. 外在的环境污染

环境受到污染，使含有酸性物质的有害元素通过人体呼吸、饮食过程进入人体，长期滞留在人体内诱发人体酸性化。

空腹力助力人体酸碱平衡

人体酸碱失衡了，便容易生病。不妨尝试空腹养生，让空腹力发挥效力，帮助调节，改善酸性体质，使人体恢复酸碱平衡。空腹为什么可以改善人体酸性化呢？

1. 空腹利于吸收碱性物质且减轻消化负担

空腹不是完全不吃，而是少吃酸性食物，适当吃些碱性食物，中和可能存在的酸性代谢产物。空腹时，人体消化系统较为清闲，摄入碱性食物能更迅速且相对高效地被胃肠道吸收。

2. 空腹配合运动，可促进酸性物质排出

在空腹时适度运动，可以有效促进身体的血液循环和新陈代谢，使酸性代谢废物加速排除，改善体内酸碱平衡。

3. 空腹时身体的自我调节机制更易发挥作用

空腹时，肠胃较为“洁净”，没有因为大量食物的存在而引起的各种复杂变化，内环境较为单纯、稳定，人体自身的酸碱调节系统能更有效地发挥作用。而且此时血糖、血脂波动较小，一些参与调节酸碱平衡的激素分泌更多，其调节作用更有效。

所以说，空腹对于人体酸碱平衡有一定的助力作用。

人体的“药店”——内分泌系统

俗话说“身体是革命的本钱”。人体就像一台复杂精妙的机器，而内分泌系统就是其中至关重要的调控机构，与其他系统配合，为生命平衡稳定发挥关键作用。

内分泌系统的组成

内分泌系统是人体神经系统以外的另一重要机能调节系统，由内分泌腺、内分泌细胞构成。其中，内分泌腺形态结构上独立存在，肉眼可见，有垂体、胸腺、肾上腺、胰岛、性腺（卵巢或睾丸）等；内分泌细胞散布于组织器官中，分布极为广泛，遍布全身，如下丘脑、心脏等组织器官中均存在不同的内分泌细胞。此外，在中枢神经系统内，如下丘脑，也有内分泌细胞，可分泌多种下丘脑调节肽，调节腺垂体的功能。

这些腺体和内分泌细胞就像一个个神奇的“小工厂”，源源不断地分泌出各种激素，参与人体生理调节功能。

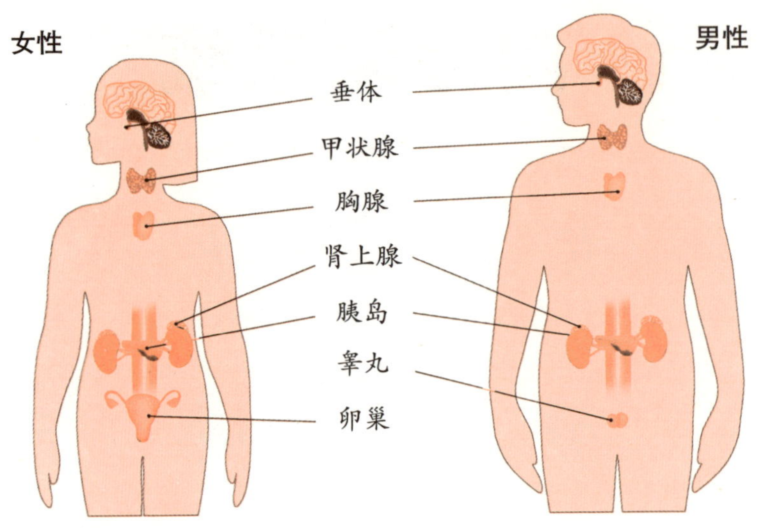

内分泌系统的生理功能

内分泌系统是人体信息传递系统和“药店”，依生理状态分泌激素来维持平衡。其功能多样：调节生长发育，如生长激素促进骨骼生长，异常会致侏儒症或巨人症；新陈代谢方面，肾上腺皮质分泌的肾上腺糖皮质激素影响三大营养物质代谢并稳定体重体温；盐皮质激素调体内盐水平衡以稳定内环境；性激素由性腺分泌，控制生殖器官发育、第二性征及生殖全程；遇应激，肾上腺皮质糖皮质激素大增，抗毒抗休克抗炎。内分泌若失常，会出现不适或患病，如肾上腺皮质功能减退致糖皮质激素不足，会引发肌肉萎缩无力等。

内分泌系统与其他系统的关系

内分泌系统与神经系统、免疫系统关系密切。神经系统可快速调节内分泌系统的分泌活动，内分泌系统则通过分泌激素，以较为缓慢、持续的方式影响神经系统。内分泌系统与免疫系统存在相互作用关系。某些激素可影响免疫系统的功能，而免疫系统的活动也会影响内分泌系统的分泌活动。所以，我们应通过良好的生活习惯，合理饮食，适度运动等来呵护这个人体的“药店”。而空腹力，有着优化激素分泌与调节机制、促进多种激素分泌、提高基础代谢率及反馈调节，有助于维持肠道菌群的健康，因此可适当利用空腹来改善内分泌系统。

空腹力对内分泌的调节作用

首先，空腹力与血糖调节激素有着密切的联系。空腹时，身体的内分泌会发生一系列变化。在血糖调节方面，随着空腹血糖下降，胰岛 α 细胞分泌胰高血糖素，让肝脏把肝糖原分解成葡萄糖，还能把非糖物质转化为葡萄糖。长时间空腹连肌肉中的氨基酸都会被动员起来。此时胰岛素分泌减少，防止血糖过度储存。身体适应后，细胞对胰岛素敏感性改变，适当空腹能提升这种敏感性，利于进食后调控血糖。

其次，空腹时，胃肠道激素也受影响。胃饥饿素在空腹时由胃黏膜细胞大量分泌，它刺激食欲中枢让人感觉饥饿，还能促进生长激素分泌以维持代谢，与其他激素协作平衡能量。而肽 YY（一种胃肠道肽类激素）和胰淀素这类饱腹感激素在空腹时分泌减少。肽 YY 进食后才会增加发出饱腹信号，空腹时减少则让大脑保持食欲。胰

淀素由胰腺 β 细胞分泌，能抑制胃酸分泌与胃排空、降低食欲，空腹时降低有助于维持胃肠道功能，为进食做准备。

再次，脂肪细胞分泌的激素同样被空腹力左右。瘦素在空腹时因脂肪动用而分泌减少，它本可作用于下丘脑减少食欲，降低后食欲增加，促使身体获取能量，且与胰岛素敏感性相关，适当空腹可改善瘦素抵抗，维持血糖与能量代谢平衡。脂联素在空腹时水平变化能增强胰岛素的敏感性，促进脂肪酸氧化，改善代谢，让身体更好利用储存脂肪提供能量，维持能量代谢相关激素的平衡。

肠道健康，人体健康才更有保障

好肠胃对于人体健康而言至关重要，汉代王充在《论衡》一书中有云："欲得长生，肠中常清；欲得不死，肠中无滓。"

人体健康与肠道健康密切相关

好肠胃在保障营养吸收、维持免疫系统平衡、调节代谢和促进心理健康等方面都有非常重要的作用。

首先，好肠胃能将摄入的食物充分分解，并吸收其营养成分，使身体营养充足、均衡，为身体各器官和组织提供所需的养分。

其次，肠道是人体免疫系统的重要组成部分。肠道是人体除皮肤外与外部环境最大的接触点，有着强大的防御系统。比如，全身大部分的免疫细胞都在肠道里，肠道免疫细胞和肠道菌群共同甄别进入肠道的东西是不是人体必需的物质，一旦发现有异物进入就会发起攻击。

再次，肠道在代谢调节方面也有重要作用。比如，肠道参与能

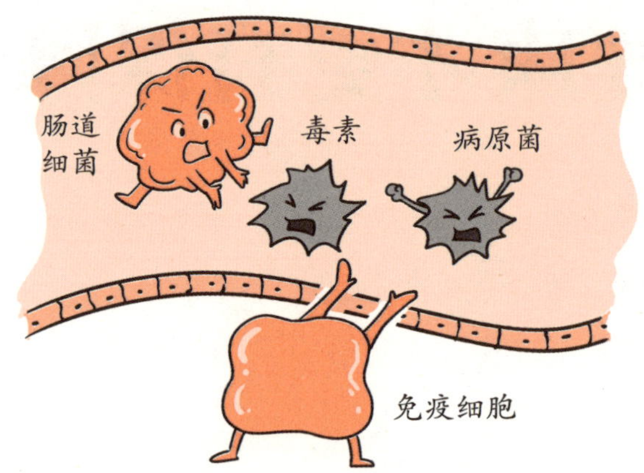

肠道细菌与免疫细胞守护着肠道

量代谢，分解吸收碳水化合物，将一部分直接用于提供即时能量，另一部分储存为糖原以备后续使用。肠道对物质代谢也有重要影响——影响脂肪、蛋白质等物质在体内的代谢流向和转化效率。

最后，肠道还可影响心理健康。人在压力之下，大脑受到刺激，会引发肠胃不适症状，如腹泻、腹痛等。大脑和肠胃之间存在着密切的联系，肠胃内的神经细胞、免疫细胞以及微生物群落等，可通过多种途径与大脑进行双向通信，影响大脑的活动。同时，大脑也会影响肠胃功能。肠胃健康，则可更好地应对各种压力，反馈正向信息于大脑，缓解心理压力。

肠道健康的大敌——宿便

维持肠道健康对人体健康的重要性不言而喻，而宿便对肠道健康有着极大的危害。那么，宿便是如何产生的？又有哪些危害呢？

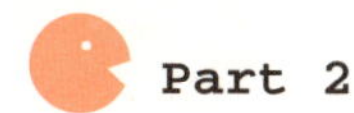

1. 宿便的产生

宿便指的是肠道内长期停滞淤积的陈旧大便。一般来说，若3～5天不解大便，那么就会在肠道中形成宿便。人体大肠弯弯曲曲，像一根充满皱褶的管道，担负着运输废物和残渣的任务。若膳食纤维摄入不足、饮水过少、缺乏运动等，粪便就会变得干燥、硬结，难以顺利排出体外，便会形成“宿便”。

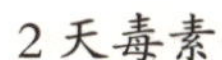

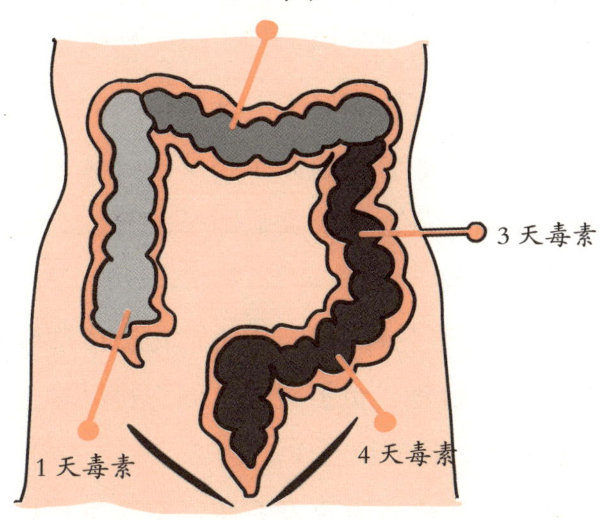

2. 宿便毒素对人体的危害

（1）宿便压迫肠腔，使肠腔变得狭窄，与盆腔周围的结构一起对结肠的扩张造成障碍，使结肠或直肠承受压迫，引起溃疡、肠穿孔。

（2）宿便导致排便困难，可引发或加重肛门、直肠疾患，如肛裂、痔疮、直肠炎等。

（3）宿便可在大肠内腐败发酵，生成多种毒素，被血液吸收后进入诸器官，从而引起各种疾病，如胃肠神经功能发生紊乱、结肠癌、大脑功能受损等。

空腹有利于肠道健康

空腹可以通过多种方式促进肠道健康。

第一，空腹可以促进肠道菌群平衡，改善肠道菌群的多样性。

第二，空腹可以减轻肠道炎症。肠道出现健康问题时，常伴随着炎症的发生，产生大量炎症因子，引起腹部不适，并可能进一步损伤肠道组织。而空腹可影响肠道内某些细胞的代谢状态，使其不产生大量炎症因子，或调节肠道微生物群落，减少那些能够刺激炎症因子产生的有害菌，从而抑制炎症因子的释放，缓解炎症，保护肠道健康。

第三，空腹可以减轻肠胃负担，促进消化道休息与恢复。空腹时，肠胃无须处理大量的食物，负担减轻，细胞得以休息，也有更多的精力来进行自身的修复和维护工作。

第四，空腹可以强化肠道免疫系统。空腹过程中，肠道微生物群落的变化可以刺激肠道内的免疫细胞，激活、影响免疫细胞的免疫活性，使它们在面对病原体入侵时更高效。空腹还可以调节免疫球蛋白分泌，使免疫球蛋白分泌量更加合理。

第五，空腹还可以激活身体的排毒机制，帮助身体排出长期积存在肠内的宿便、其他废物等，改善肠道健康和消化功能。

所以，为了维护肠道健康，除了多样化饮食和保持适量运动外，还可进行适当的断食，发挥空腹力的作用。

空腹的好处，超出你的想象

虽然我们已经习惯了一日三餐，但适当的空腹有着许多意想不到的益处，比如延缓衰老，给身体排毒，使人快乐……适当使用空腹力，犹如开启健康新境界的神奇钥匙。

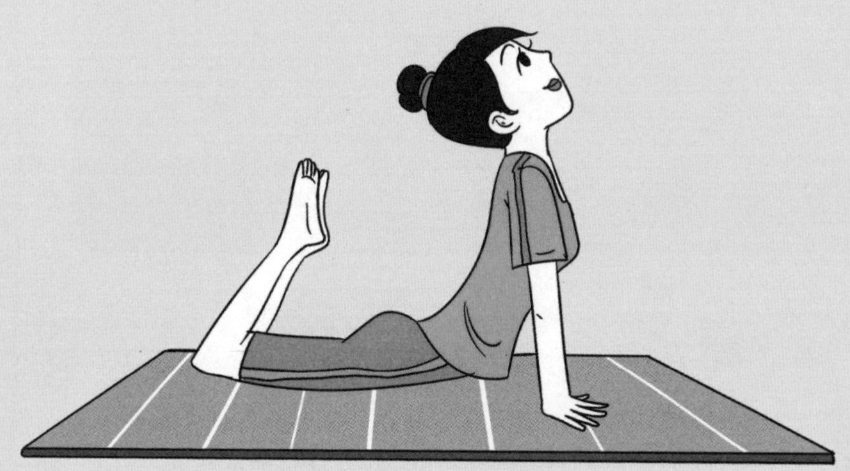

你的身体“中毒”了吗

身体里有没有毒，
测测就知道！

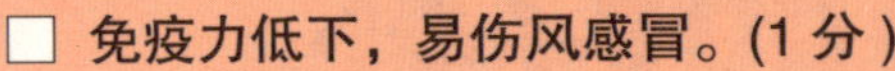

- □ 免疫力低下，易伤风感冒。(1 分)
- □ 工作一段时间后就会感到胸闷气短，非常倦怠。(1 分)
- □ 呼吸道容易发生感染，出现咳嗽、哮喘、咽干等症状。(1 分)
- □ 肝火旺，脾气大，常莫名发怒。(1 分)
- □ 换季时皮肤易瘙痒。(1 分)
- □ 早晨无法自然醒来，起床后四肢乏力。(1 分)
- □ 脸部皮肤松弛、粗糙，易过敏，长痤疮、色斑等。(1 分)
- □ 常便秘、腹泻、恶心、呕吐。(1 分)
- □ 经常焦虑、抑郁、神经紧张、失眠多梦。(2 分)
- □ 食欲不振，常耳鸣、流泪等。(2 分)

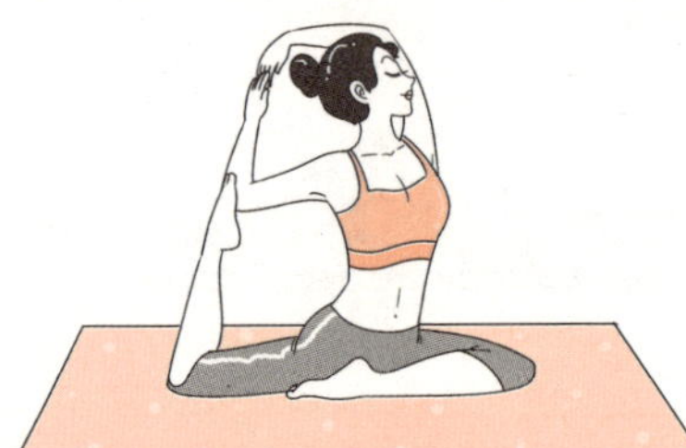

【结果分析】

4 ～ 8 分，体内存有少量毒素。
8 ～ 12 分，体内毒素较多。
12 分以上，体内有大量毒素，很可能致病，需及时排毒。

吃“七分饱”，能让人更长寿

俗话说“吃饭七分饱，健康活到老”。2000 年，世界卫生组织宣布：全世界因营养过剩而死亡的人数首次超过了由于营养不良而死亡的人数。

控制热量可以延缓新陈代谢

饱食无益，损害寿命，那么少食就可以延年益寿吗？答案是肯定的。

研究表明，在保证必要营养充足、平衡的前提下“少吃”，可以有效减少疾病，有利健康。比如，饥饱适中，脾胃正常运转，消化、吸收功能正常，人体可以及时得到营养供应，从而保证机体的生理功能正常进行。

同时，减少摄入热量，可以降低体内激素、胰岛素的水平和体温（热量摄入减少了，身体会“丢车保帅”，自动减缓新陈代谢的速度，新陈代谢减缓则体内各种化学反应的速度减慢，而这正是产生热量的重要来源）。这也符合我国中医“若要身体安，三分饥和寒”

的理念。所以，要适当少食，吃七分饱就可以了。

少食，使长寿基因发挥作用

少食还可以作用于长寿基因（延缓衰老的基因），使其发挥作用，从而延缓衰老。

研究表明，紫外线、活性氧等因素会使遗传因子“受伤”，引起身体变化，这便是衰老。而长寿基因经常释放能保护其他基因的酶，保护其他遗传因子不“受伤”，这样所有遗传因子加强联合，屏蔽紫外线和活性氧带来的伤害，就可以延缓衰老。

当限制热量时，酶与辅助酶发挥作用的物质（辅助物质）合体，开始进行保护活动（即保护其他遗传因子）。当热量过剩时，辅助酶的辅助物质过大，无法与酶合体，因而长寿基因释放的酶也就无法保护遗传因子，遗传因子就会受到紫外线和活性氧的攻击而受伤，加速衰老。

所以说，限制热量，长寿基因才会发挥作用，而少食，正是限制身体产生过多热量的有效手段之一。

少食，可抵御衰老的元凶——氧化

说起衰老，氧化可谓“功不可没”。活性氧在体内会损伤细胞，使人体的组织和器官发生氧化而引发疾病、衰老甚至死亡，就像铁生锈、物质被燃烧了一样。

人体不断在吸进氧气、呼出二氧化碳，但人体耗氧量的 2% 被氧化酶催化形成活性氧。耗氧量越多，生成的活性氧越多。少食，则可以减少体内氧气的消耗，也就减少了活性氧的产生，使细胞少受自由基的损害，从而抵御衰老。

饭吃“七分饱”，长寿没烦恼

少食还可以控制血糖、减少体内的脂肪等。平常吃饭时，感觉有点饱，就不要再吃了，这时基本上已经是七分饱了。因为“吃饱”是滞后的感觉，当食物消化引起血糖值上升时，饱食中枢才会令人产生饱腹感，所以我们吃东西吃到有“饱”的感觉时，其实已经是过量了。坚持“七分饱”，体重、血液会发生变化，激发人体潜能，拯救细胞免于受损，会达到延年益寿的效果。

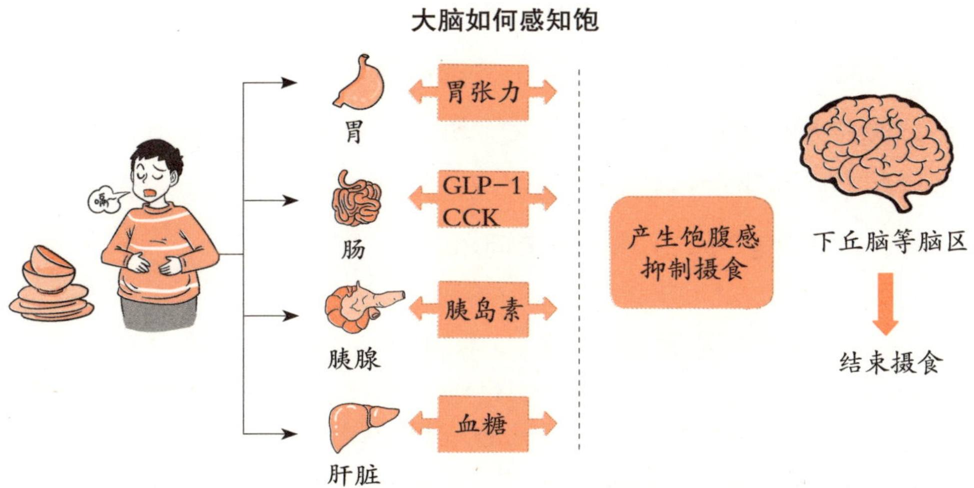

越是空腹的时候，大脑反而越清醒

很多人认为，时不时地吃点东西会让自己的头脑更活跃，然而，事实刚好相反，空腹时身体和头脑的运转状态最好。但是空腹不代表饥饿。

空腹能够提升思维能力

空腹时，大脑反而更清醒，注意力也比较集中，思维更清晰。这是因为空腹时，胃是空的，不会抢占身体的血液，大脑可以得到充分的营养和能量。此时，味觉、听力、嗅觉、视力等五官的末梢神经都会变得十分敏锐，头脑清醒，精神十足，智力、记忆力能够提升，很适合学习、工作和思考问题。

α 波和快乐激素，让人幸福

很多人以为，葡萄糖是大脑的能量源，因此总是吃东西，生怕葡萄糖不够，脑功能下降。其实，空腹时脑功能并不会下降，因为大脑可以寻找别的能量源。

在空腹时，由于体内的葡萄糖减少，于是大脑分解体内蓄积的脂肪作为能量使用。50% 的能量来源“酮体”（β 烃丁酸）就是脂肪分解形成的物质。而大脑在以酮体为能量源时，会增加一种脑波——α 波，同时脑垂体也会增加分泌 β－内啡肽。

很多人不知道 α 波和 β－内啡肽是什么，这两者对“幸福”的感觉作用可大了。α 波是身心放松状态下出现的脑波，经常处于 α 波状态，可以引发人的潜在脑力，使集中力、注意力提升，灵感、创造力得以发挥。而 β－内啡肽又被称为“快感激素”，对情绪有积极的调节作用，可减轻焦虑、抑郁等不良情绪，使人产生愉悦感、满足感和放松感。

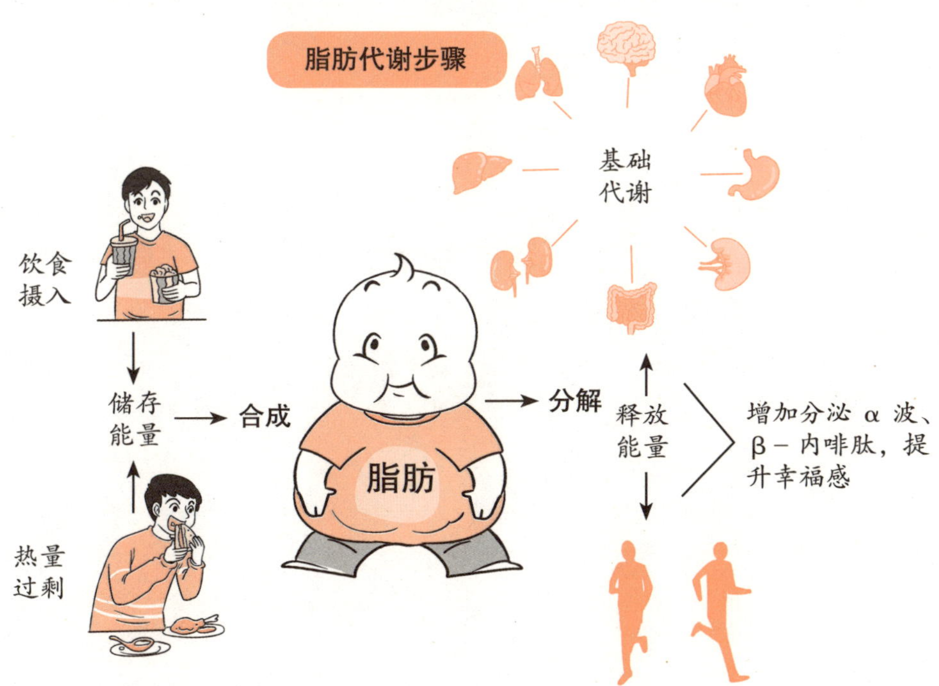

也就是说，空腹可以使人保持身心平稳、大脑清醒，产生幸福感。

空腹能够使身心更健康

空腹时，身体排毒了，人会感觉自己更轻松健康了，心里会感到放松和高兴。所以说，空腹可以有效地促进心理健康。

空腹时，人体有机会来休息与重建，把体内的异物彻底清除出去。比如，当胃部对食物进行消化时，身体在细胞层面的净化几乎就停止了。如果一天当中人不停地吃东西，那么细胞间的杂质会停留更长时间，这会给身体带来很多麻烦。而空腹，可以清除身体中的有害废物。

所以说，空腹不仅不会让大脑“罢工”，还会使大脑更清醒、灵活，思维更敏锐，身心健康、愉悦。

为何要“不吃，不动，去睡觉”

俗话说：“有张有弛，乃文武之道。”有人工作忙碌且吃喝无度，经常熬夜靠咖啡支撑，殊不知这是在透支健康。

空腹可以改善体质，防治疾病

野生动物也会受伤或生病，这时它们会不吃不喝，找个偏僻安静的地方躲起来，静静地等待恢复。这虽然是动物的本能，但也从侧面说明空腹对恢复健康是有帮助的。

食物的消化、吸收会消耗许多能量，使身体没法集中能量到免疫、排毒功能中去。人在痛苦或患病时，往往没有什么食欲，这其实是身体不愿意花费精力来消化食物，而正集中能量启动自我修护的功能。正如《红楼梦》中王太医看病时常用的“饥饿疗法”：“只要清清静静地饿两顿就好了。”

人体在面对来自身体内部或周围环境的变化时，都会相应地做出合理的调整，这便是人体的自愈能力。机体的自然恢复能力就叫

作自愈力。自愈力需要神经系统、抗氧化系统、免疫系统、排毒系统、抗压力系统共同作用才能实现。当致病因素如病毒来袭时，自愈力能使我们身体的抵抗能力得到大幅提升。这种强大的自愈能力有助于预防疾病、修复身体。

科学断食可以给予身体刺激和压力、激发身体活力。适当地饿一饿，可以使身体的各部分高效运转，消耗储存的能量。长此以往，消化系统的功能也会增强，自身的潜能得到发挥并自动调节，帮助身体恢复平衡、健康的状态。

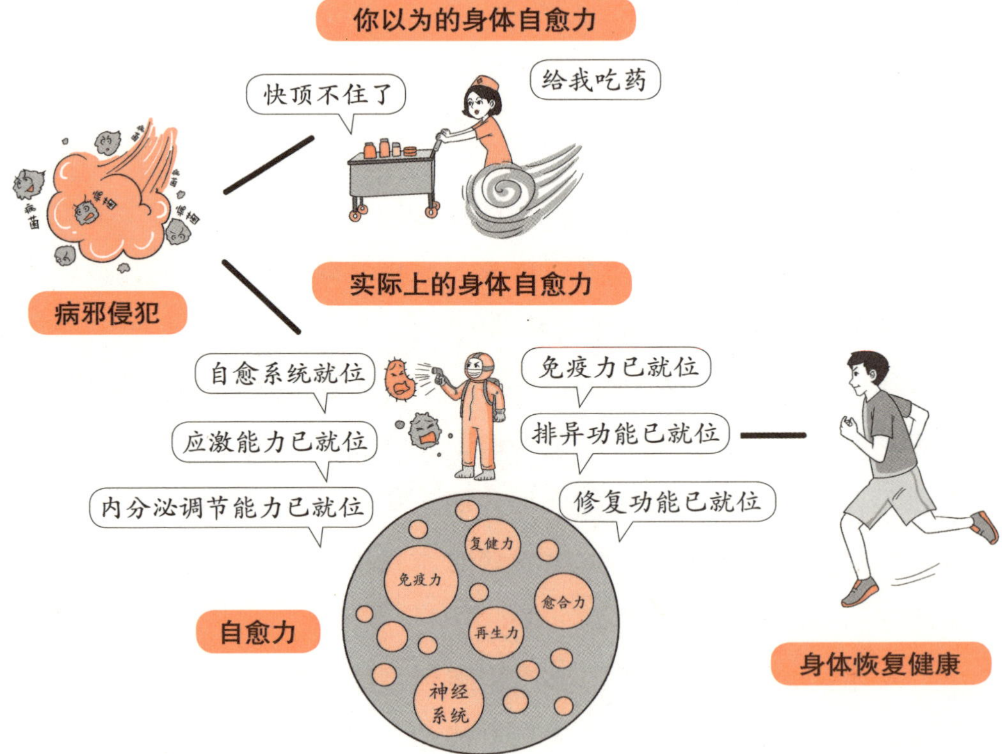

此外，断食空腹还可以清理体内的有害物质，净化血液、溶解血栓等，促进全身血液循环，防止出现“毒不清，体不通”的情况。断食空腹还能改善各种慢性病，如健忘症、肌肉酸痛、便秘、炎症等。

空腹有利于机体组织的修复

空腹时，血液充分在全身各处流动，肠胃、肝脏、胰脏等消化器官可以充分休息，也不需消化时所需的大量氧气，大脑也能获得更多能量。此时，身体各组织可以集中力量来进行机体修复，也会促进细胞由内而外地排毒，加速全身的新陈代谢。

少吃多睡好处多

除了空腹外，保持充足的睡眠也是很重要的。在睡眠期间，身体会积极地进行自我修复，比如通过细胞自噬功能，人体可以清除肌体中的废物；睡眠期间也是免疫系统发挥效能的时刻，通过免疫系统更好地发挥作用，多产生免疫细胞核抗体来抵御外界病菌的侵袭；睡眠充足还可以提高大脑的注意力、集中力、思维敏捷性，调节情绪。

饿一饿，给身体做个“大扫除”

俗话说：“欲得长生，肠中常清。”若常眼睑浮肿、乏力、不排便，说明身体有毒素。试试空腹排毒，给身体来个“大扫除”，你会有惊喜。

我们都是“有毒”人

人的身体怎么会有毒呢？

中医学认为，人体的毒素可以分为“外来之毒”和“内生之毒”两大类。外毒即是源于人体之外的、对人体健康有害的物质，内毒即是人体新陈代谢产生的各种废弃物。

由于人体必须同外界进行资源交换，外界的毒素，如大气污染物、农药残留、汽车尾气、水污染物等，就得以通过人的呼吸、饮水、进食等途径进入人体。一般而言，人体中的有毒物质会经由肾脏、肠、皮肤等器官排出体外，但依然有许多毒素滞留体内，对人体健康造成危害。尤其现代人，经常饮食过量，身体中有很多未消化、发酵、腐坏的食物，加上各种色素、防腐剂、药物残留等，身体内的毒素就更多了。

事实上，每个人体内都有毒素，需要排毒，就像房间需要定期打扫一样。

空腹助力排毒，清理内部环境

断食时，人体消化功能有所降低，而排泄功能大为增强，这就可以将大量代谢废物和毒素迅速排出体外。

断食空腹时，身体通常只会消耗最下等的物质，如脂肪沉淀物、死亡细胞、受伤组织等，简直就是“垃圾焚烧”，而重要的器官、组织却不会受什么影响。例如，空腹时，身体将体内多余的脂肪转

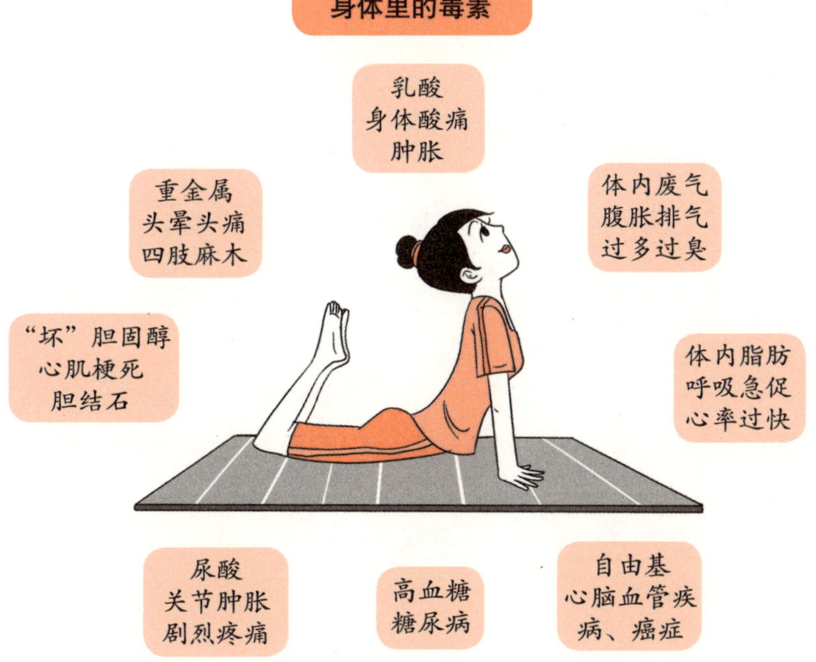

化成热量，提供给大脑、心脏、肺脏等重要生命器官使用；血液和淋巴液则会吸收那些蓄积的废物或者有毒物，然后通过肾脏和皮肤排泄到体外；身体还会从水肿、浮肿、肿伤和分泌液等病变组织中获取蛋白质，提供给各个脏器，这个过程一般被称为“自体溶解”。

空腹期间，肾脏会加强对血液中的阿斯巴甜（一种人工合成甜味剂）及其代谢产物的过滤和排泄功能，以免阿斯巴甜在体内堆积过多，伤害身体。

空腹时，消化系统暂缓工作，身体便有了自我清洁的机会，可以有效清理身体的内部环境，将“坏”胆固醇、尿酸、重金属、累积的废物、毒素、宿便等排泄出去，给血液和大肠来一次清扫，改善身体内环境。比如宿便分解出的毒素极易被肠壁吸收，是引发各类肠道疾病的诱因。

饿一饿，美容又健康

空腹可以让身体器官消耗多余物质、排除毒素，达到排毒净身的目的，所以，适时饿一饿，保持肠道、血液等的清洁，对美容塑形、健康长寿大有裨益。

肚子饿了，免疫力也醒了

虽说“人是铁，饭是钢”，可有时饿饿肚子却能提高免疫力。生病会食欲不振，正是体内的免疫细胞在“故意挨饿”，以保留精力对付病原体。

人体的免疫系统

人体免疫系统就像国家的军队，是人体的“安保部门”，时刻在抵御外敌、消除威胁。它由免疫器官（如骨髓、胸腺、淋巴结）、免疫细胞（粒细胞、淋巴细胞、巨噬细胞）和免疫分子（免疫球蛋白、细胞因子、补体系统）组成。

白细胞是免疫力发挥作用的关键。简单说，人体免疫力就是白细胞的力量。每毫升血液中有4000~8000个白细胞，它们无色、球形、有核，比红细胞大，受激素、交感神经和细胞因子控制并协同发挥功能。白细胞如同清道夫，可吞噬代谢废物、处理过敏原、癌细胞、病原菌等，净化血液、保护肌体。

白细胞大致分三种：巨噬细胞约占 5%，淋巴细胞约占 30%(包

括T淋巴细胞、B淋巴细胞、NK细胞），有颗粒细胞约占65%（如中性粒细胞、嗜酸性粒细胞、嗜碱性粒细胞）。中性粒细胞和巨噬细胞吞噬能力强，前者能吞噬真菌、细菌等病原体，后者可清除衰老、凋亡细胞和病原体。

若体内病原菌太强大或有害物质过多，巨噬细胞会像“哨兵”那样向“帮助细胞”（辅助性T细胞）传递杀菌信号。“帮助细胞”收到后，指示B淋巴细胞增殖分化成浆细胞，产生大量抗体（免疫球蛋白）攻击病原体。同时，“帮助细胞”让“杀伤性”T淋巴细胞增殖增强其杀伤能力，部分T淋巴细胞可分化为效应T细胞。初次

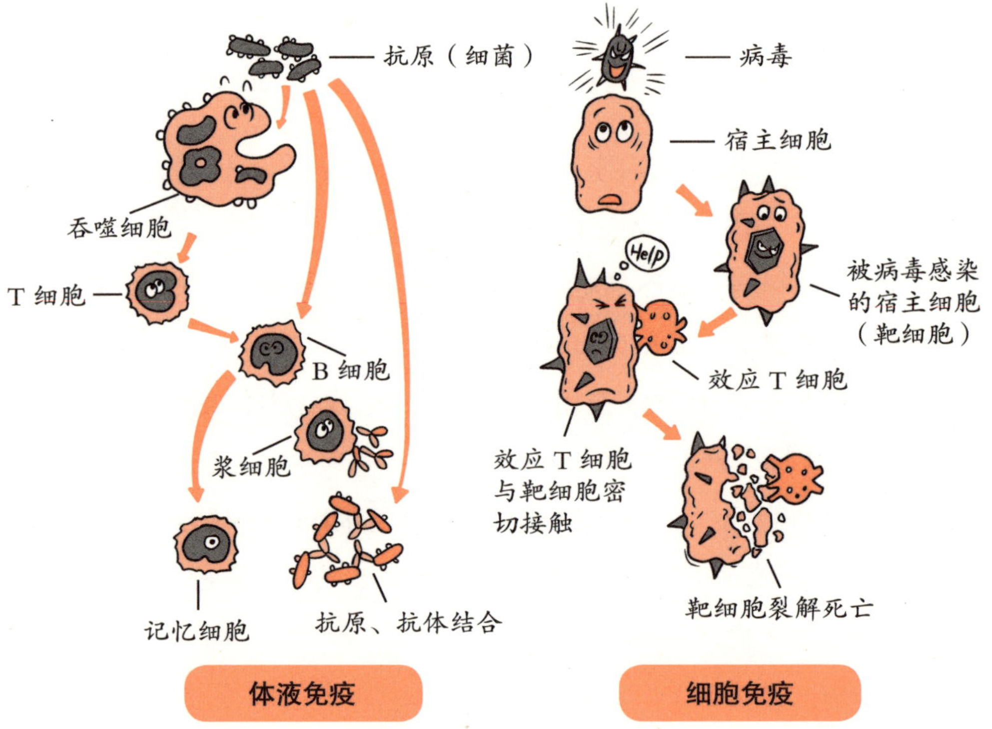

接触抗原时，B淋巴细胞或T淋巴细胞会产生记忆细胞，当再次接触相同抗原能快速引发免疫反应。

自然杀伤细胞和巨噬细胞共同攻击病原体，主要针对病毒和被细菌侵入的细胞，它还是天然抗肿瘤防线，对遏制肿瘤发展意义重大。

空腹提高免疫力

那么，空腹为什么可以提高人体免疫力呢？

道理很简单，当人吃得太饱，血液中糖、蛋白质、维生素、矿物质、脂肪等营养素就会变得异常丰富。这时，靠吞噬这些物质而生存的白细胞也会“吃”得很饱，若此时病原菌入侵，或者机体产生癌细胞，白细胞则已经没有多余的精力去吞噬它们了。所以说，人吃饱时，免疫力可能正在下降。

相反，当我们空着肚子的时候，血液中的养分便会不足，白细胞也跟着“饿肚子”，若此时病原菌入侵或机体产生癌细胞，白细胞自然毫不留情地去吞噬它们，这也代表着我们的免疫力提高了。

人和动物生病时，出现食欲不振的情况，是身体故意要降低营养状态，令白细胞处于饥饿状态，从而提高免疫力。

适当饿一饿，不用找医生

当身体偶尔有些不舒服，并且一点都不想吃东西的时候，完全不用太担心。这其实是身体很聪明的一种表现，它通过减少食物的摄取量，进入空腹的状态，以此来激发身体内部的免疫潜力。生病

时保持空腹，能够让白细胞不再因为营养过于丰富而变得懒洋洋的。血液里的养分少了，白细胞处于“饥饿”的状态，它们就仿佛被突然叫醒的卫士，对于那些入侵身体的病菌以及可能出现的癌细胞都格外警惕，会快速有力地展开攻击，这样一来，免疫力就能迅速提高，身体恢复健康的速度也会变快。

在日常生活当中，我们自己也可以主动地创造一些空腹的机会。比如说，偶尔把吃早餐的时间往后推一推，或者晚餐的时候少吃一点，让身体时不时地经历一下比较短暂的空腹状态。这样的话，白细胞就能够常常保持敏锐的“战斗状态”，持续地为我们的健康保驾护航，降低生病的可能性，从而让我们少往医院跑，少为找医生发愁，真正实现“适当饿一饿，不用找医生”。

空腹不是绝食，而是更会吃

肥胖与疾病常源自对食物无尽的贪欲。“空腹”并不是倡导绝食，而是倡导一种适度节制的饮食态度，让我们减少对食物的贪欲，选对食材、吃对食物，找到自然、健康的生活方式。

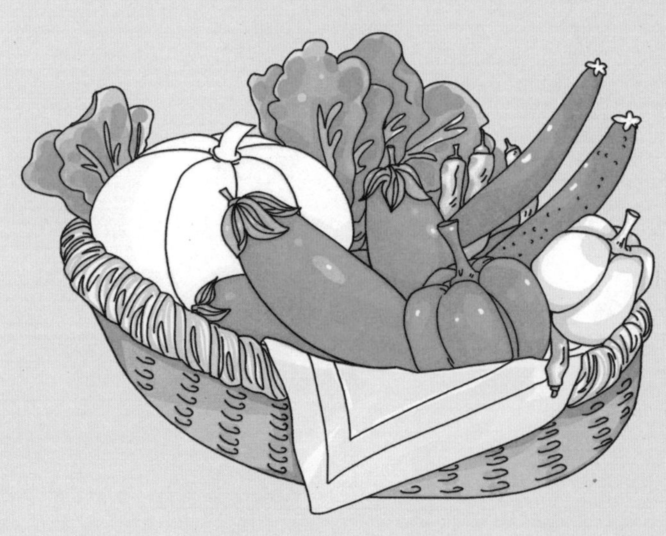

饮食营养自我检测

自我检测和自我评定一下，然后审视一下自己的饮食习惯吧！

基本信息

你的年龄是？ ________

你的性别是？ ________

你的身高是多少厘米？ ________

你的体重是多少千克？ ________

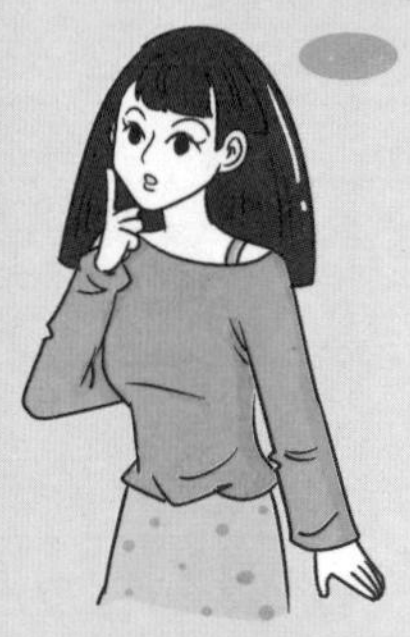

饮食习惯

1. 你每天进餐的次数是？

□1 次 □2 次

□3 次 □4 次及以上

2. 你是否有规律的进餐时间？

□非常规律 □比较规律

□不太规律 □非常不规律

3. 你每天是否摄入谷类食物？

□是，且丰富多样

□是，但比较单一

□偶尔 □几乎不

4. 你每天是否摄入奶类及其制品？

□是，且摄入量充足

□有摄入，但量不足

□偶尔 □几乎不

5. 你每天是否摄入蔬菜？

□多种蔬菜，摄入量充足

□有蔬菜，但种类较少

□偶尔吃蔬菜，摄入量少

□几乎不吃蔬菜

6. 你每天是否摄入水果？

□多种水果，摄入量充足

□有水果，但种类较少

□偶尔吃水果，摄入量少

□几乎不吃水果

空腹并非绝食，而是一种健康理念

不能将空腹单纯地理解为绝食，二者在目的和实践上有本质区别。

认识空腹

“空腹不是绝食，而是更会吃。”这句话准确地阐释了空腹状态与绝食、完全不吃东西之间的本质区别。

空腹通常是指在一段时间内没有进食，但并不意味着完全拒绝食物或者进行绝食。绝食是一种主动地、长时间地不摄入任何食物的行为，往往带有特定的目的，比如抗议、减肥等。绝食可能会对身体造成严重的伤害，包括营养不良、器官功能受损、免疫力下降等。

空腹是人体正常的生理状态。在夜间睡眠后，我们就经历了一段时间的空腹状态。在空腹状态下，身体的代谢会进行相应的调整。例如，血糖水平可能会有所降低，此时身体会调动储备的能量来维持正常的生理功能；胰高血糖素等激素可能会分泌增加，促进糖原分解和糖异生，以提高血糖水平。

空腹状态下的饮食更重要

很多人觉得空腹就是得忍着饿，尽量别吃东西，可实际是我们不能盲目拒绝食物，而是更聪明地挑选食物，这样才能收获更好的健康成效。

空腹并不意味着要刻意不吃东西，相反，在适当的时候选择合适的食物进食是非常重要的。比如在空腹一段时间后，选择营养均衡的早餐可以为身体提供能量和营养，启动一天的新陈代谢。空腹状态下的饮食应该更加注重食物的营养和搭配，选择富含蛋白质、膳食纤维、健康脂肪等营养成分的食物，避免高糖、高脂肪、高盐等不健康的食物。

从健康的角度来讲，空腹状态下的饮食选择非常重要。这就意味着我们得清楚身体在不同状况下的需求，有针对性地补充营养。比如，空腹时选择富含膳食纤维、优质蛋白质和健康脂肪的食物，能给身体提供持久能量，还能帮助维持血糖稳定、促进肠道蠕动，增强饱腹感。

空腹的实践指导

合理安排空腹后的第一餐：可以来一份营养丰富的早餐，像全麦面包、鸡蛋、牛奶、水果等，既能满足身体对能量和营养的需求，又不会给消化系统造成太大负担。

避免空腹时的不良饮食选择：高糖、高脂肪、高盐食物会让血糖忽高忽低、体重蹭蹭上涨，还会增加患心血管疾病的风险。

注意饮食的时间和频率：保持规律的饮食时间，别让空腹时间太长，也别吃太多，免得影响消化系统正常工作。

总之，我们要正确理解空腹的概念，不要将其与绝食混为一谈。合理利用空腹状态，选择合适的饮食，有助于维持身体的健康和正常的生理功能。

空腹饮食，吃得科学又健康

俗话说：“民以食为天。”但如何“食”得科学，“食”得健康才是最重要的。

空腹不是不吃，而是更会吃，吃得科学又健康。这提醒我们要多留意自己的饮食习惯和生活方式。空腹可不是惩罚，而是个让我们更关注自己身体的需求、学会合理饮食、进而提升身体素质的好机会。通过养成健康的饮食习惯，我们能更好地管理自己的身体，预防疾病，享受更美好的生活。

借助膳食宝塔，吃得更有依据

在信息呈爆炸态势的社会，各种各样的饮食观念充斥网络媒体，“膳食宝塔”为人们提供了一个简易的参考准则。它充分考虑到中国人的饮食习惯与营养需求，着重强调了谷物的重要性，同时提倡适量食用蔬菜、水果、肉类以及乳制品。如此的饮食结构，不但有助于我们获取全面的营养，还能够让我们预防多种慢性疾病。

现代人日益关注健康问题，“膳食宝塔”的提出正好因应了这一需求。“膳食宝塔”的核心思想是：健康饮食绝非极端的节食或者对单一食物的依赖，而是呈现出多样化、平衡的状态。借助“膳食宝塔”，我们能够轻松知晓每天应当摄入多少热量以及食用何种食物，进而吃得科学、吃得健康。

何为膳食宝塔

无论减肥还是养生，我们都可以参考“中国居民平衡膳食宝塔”来选择食物。它遵循平衡膳食的原则，融合中国居民膳食结构特点，

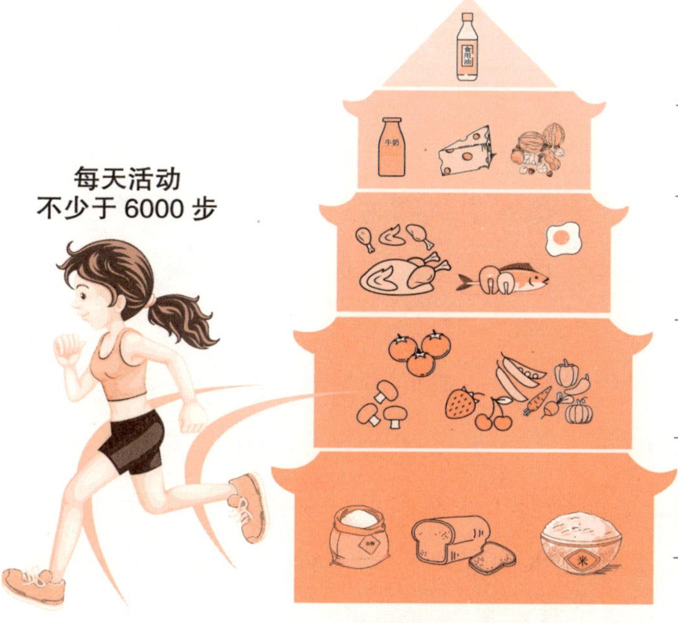

每日所需营养摄入	
盐	＜6 克
油	25~30 克
奶及奶制品	300 克
大豆及坚果类	25~35 克
畜禽类	40~75 克
水产品	40~75 克
蛋　类	40~50 克
蔬菜类	300~500 克
水果类	200~350 克
谷薯类	250~400 克
全谷物和杂豆	50~150 克
薯类	50~100 克
水	1500~1700 毫升

中国居民平衡膳食宝塔

以图像化的形式直观地展现了各类食物的摄入量和比例，为广大民众提供了科学、合理的饮食指导。

多喝水，很重要

除了各种食物之外，水作为“膳食宝塔”的“地基”，是膳食的重要组成部分。水是一切生命活动必需的物质，其需求量主要受年龄、身体活动、环境温度等因素的影响。对于身体活动水平较低的成年人而言，每天至少应保证 1500~1700 毫升的水分摄入。

喝水的好处数不胜数。首先，多喝水有助于身体排毒。只有体内水分充足，才能确保血液的顺畅流通。水就像是身体的“燃油”，每一个器官都需要大量的水分来维持正常运转，并将体内代谢产生的废物与毒素排出体外。多喝水还能促进肠胃蠕动，从而有效预防便秘。

此外，水在调节体温方面也发挥着至关重要的作用。人体的体温之所以能够维持在一个相对恒定的范围内，水功不可没。特别是在身体出现发热或是中暑等状况时，多喝水更是维持体温恒定的有效手段。

水还能延缓皮肤的老化过程，让肌肤焕发水润亮泽的光彩。当水分充足时，皮肤表面的自然排汗系统也会正常运作，将毛孔中的污垢随着汗水一并排出，从而降低了青春痘与粉刺的发生概率。反之，如果长期缺水，细胞就会因缺水而显得干枯粗糙，进而加速皱纹的出现。因此，水可以说是最天然、最健康的皮肤保养品。

私人订制版膳食宝塔

许多人对膳食宝塔不太在意，主要有以下几方面原因。

一是习惯因素。长期形成的饮食习惯难以在短时间内改变，即便知晓膳食宝塔的建议更为科学，却仍会不自觉地遵循旧有习惯进行饮食。

二是认知局限。人们对膳食宝塔的了解不够深入，不清楚它对于健康的重要性，觉得与自身关系不大。

三是便利性考量。按照膳食宝塔进行饮食往往需要精心搭配食材、准备饭菜。在快节奏的生活状态下，人们会觉得这样做十分麻烦，难以长期坚持下去。

四是信息干扰。当下各类饮食信息纷繁复杂，一些片面或错误的饮食观念广泛流行，干扰了人们对科学膳食指导的认识。

因此，我们要重视膳食宝塔所提供的饮食指导，进行科学饮食。当然，每个人也有独特的偏好，不妨结合膳食宝塔，做一个私人订制版的膳食宝塔。

选择低GI主食，减肥也能放心吃

我们经常会听到“减肥要少吃主食”的说法，其实主食不是减肥大敌，选对主食并不会令人发胖，还能助力“掉秤”。

减肥人士又爱又恨的“老朋友”

主食是碳水化合物的主要摄入源，很多人称其为“碳水”。主食中丰富的淀粉被人体消化吸收后会使血糖上升，长期过度摄入精细加工主食会致血糖持续升高、脂肪堆积，阻碍脂肪消耗，所以不少健身博主建议“想瘦就少吃主食”。

不吃主食危害多

把主食当作减肥大敌，在减脂期完全不吃是不可取的。主食吃得太少会对健康产生一系列危害。长期不吃主食，肌肉会疲乏无力。世界卫生组织指出，在膳食能量构成中，碳水化合物能量占 55%~65%。运动时肌体主要靠碳水化合物提供能量。

此外，长期主食摄入不足还可能损害大脑，严重时可致记忆力减退。调查显示，连续一周不吃高能量主食的女性，记忆与认知能力显著下降。

那么，如何既食用足够主食又不会变胖呢？答案是选择低GI主食即可。

GI是选择主食的重要指标

我们平时把血糖生成指数简称为“GI”，它代表食物升高血糖的速度和幅度。高升糖指数的食物往往富含快速释放能量的碳水化合物，会迅速推高血糖水平。与此同时，胰岛素也会应势而动，迅速升高以调控血糖。而胰岛素的激增，会触发身体机制，将摄入的热量转化为脂肪储存起来。

低GI主食，放心吃

选择GI偏低的主食，餐后血糖的波动幅度就会减小。我们可以选择豆类、谷物类、薯类等粗粮作为主食，如小米、大麦、番薯、土豆、燕麦片等富含膳食纤维的食物。它们不仅GI值低，还能助力肠道蠕动，促进顺畅排便。更重要的是，粗粮中蕴含丰富的维生素和矿物质，能大大增强饱腹感，从而减少食量。

豆类：黄豆、毛豆、绿豆，以及豆制品如豆腐、豆浆、豆干等，这些豆类食物富含优质的植物蛋白、矿物质及微量元素。在减肥期间适量摄入，能为身体提供丰富的营养物质，同时增加饱腹感，避

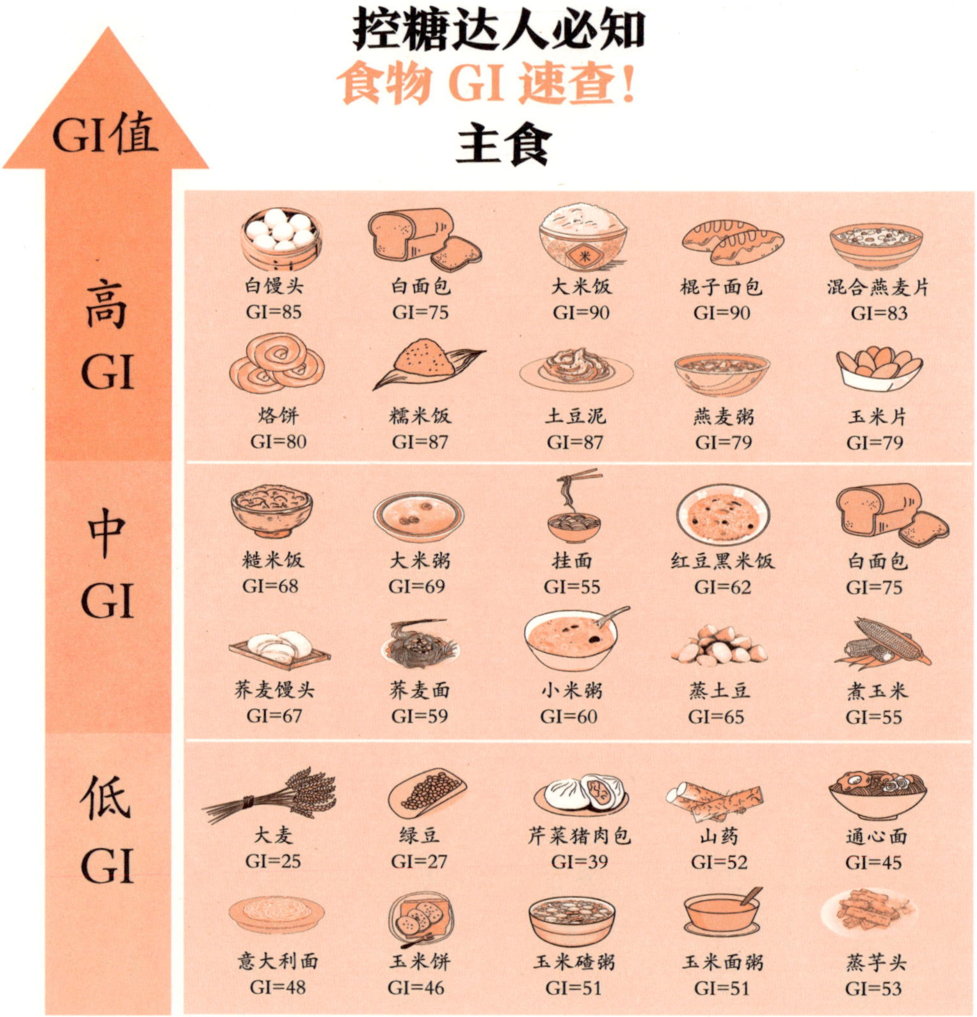

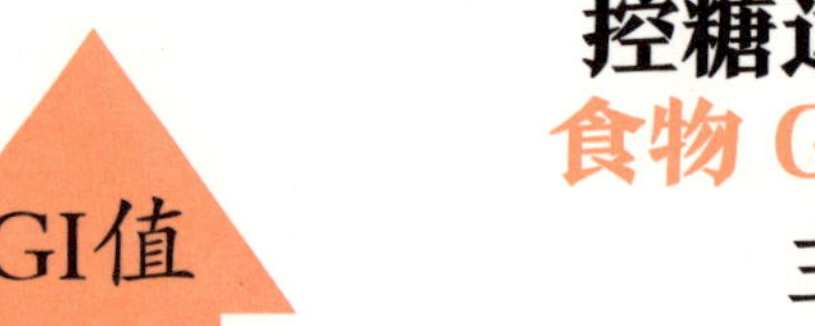

控糖达人必知
食物 GI 速查！
主食

GI值					
高GI	白馒头 GI=85	白面包 GI=75	大米饭 GI=90	棍子面包 GI=90	混合燕麦片 GI=83
	烙饼 GI=80	糯米饭 GI=87	土豆泥 GI=87	燕麦粥 GI=79	玉米片 GI=79
中GI	糙米饭 GI=68	大米粥 GI=69	挂面 GI=55	红豆黑米饭 GI=62	白面包 GI=75
	荞麦馒头 GI=67	荞麦面 GI=59	小米粥 GI=60	蒸土豆 GI=65	煮玉米 GI=55
低GI	大麦 GI=25	绿豆 GI=27	芹菜猪肉包 GI=39	山药 GI=52	通心面 GI=45
	意大利面 GI=48	玉米饼 GI=46	玉米碴粥 GI=51	玉米面粥 GI=51	蒸芋头 GI=53

免摄入过多热量。

谷物类：荞麦、燕麦、小米等不仅含有丰富的膳食纤维和矿物质，而且脂肪含量极低，建议将它们与新鲜的水果蔬菜搭配食用，既能补充水分和维生素，又能让减肥效果事半功倍。

薯类：山药、芋头等含淀粉的薯类，可以作为大米等主食的替代品。它们富含的膳食纤维能让肠道更通畅，起到排毒、养颜、通便的作用，减肥效果显著。

低 GI 粗粮主食做法

1. 豆类主食做法

绿豆薏仁粥。将绿豆和薏仁以 1:1 的比例混合，提前浸泡几小时。锅中加水，放入泡好的绿豆和薏仁，大火煮开后转小火慢熬至软烂。绿豆和薏仁富含膳食纤维，血糖生成指数低。此粥口感清爽，有清热祛湿的功效，适合作为主食。

2. 谷物类主食做法

大麦饭。将大麦与大米按 1:2 的比例混合，洗净后放入电饭煲中正常蒸煮。大麦的膳食纤维含量高，能降低米饭的整体血糖生成指数，而且煮出的大麦饭有独特的香味，且更具饱腹感。

3. 薯类主食做法

蒸番薯和土豆泥。将番薯和土豆洗净，放入蒸锅中蒸熟。番薯可直接作为主食食用；土豆去皮后压成泥，可加入少许牛奶、盐和黑胡椒调味。薯类食物富含膳食纤维，血糖生成指数低，是健康的主食选择。

健康蔬菜，尽情吃起来

蔬菜低热量高纤维，可采用多种烹饪手法让蔬菜更好吃，以增加蔬菜的摄入量。

还在害怕吃蔬菜吗

“多吃蔬菜”是一句被人们听厌了的老生常谈，许多人听到这句话就皱眉头，以为多吃蔬菜就是啃菜叶子。其实，经过巧妙的烹饪与搭配，蔬菜能变得美味可口。通过多样化的烹饪技巧和合理的食材搭配，我们可以轻松地将蔬菜融入日常饮食，作为健身养生的美味选择。

10 种常吃的健康蔬菜大揭秘

西葫芦：低热量、高水分的西葫芦可谓是减脂期的优选。西葫芦丰富的纤维有助于消化，温和的口感更是让它成为多种菜肴中的点睛之笔。

西红柿：富含维生素C和钾的西红柿，是抗氧化物质的优质来源，无论是生吃，还是制成酱汁、汤品，都能为健身餐单增添一抹独特的风味。

菠菜：菠菜富含叶绿素，有助于身体排毒。同时，菠菜提供的维生素和矿物质也是不可或缺的营养物质。

芦笋：低热量、高纤维的芦笋，含有丰富的维生素A和维生素C。鲜脆的口感和多样的烹饪方式（烤制、蒸煮、快炒），使它成为健身餐单上的常客。

卷心菜：富含维生素C、维生素K及抗氧化剂的卷心菜，用途十分广泛。无论是在沙拉、炖菜还是卷心菜汤中，都能见到它的身影。

花椰菜：花椰菜因其能替代高碳水化合物（如米饭和意面）而备受健身人士青睐。其中含有的硫化物有助于排毒，且能制作出多种美味佳肴。

黄瓜：黄瓜含水量高达95%，是夏季消暑的理想选择。其中富含的硅元素有助于体内清洁，同时提供必要的电解质。

甜椒：甜椒不仅含有丰富的维生素C和纤维，还是抗氧化物质的良好来源，无论是生吃，还是作为炒菜、沙拉的配料，都十分可口。

蘑菇：蘑菇含有少量的卡路里和脂肪，富含蛋白质和纤维。蘑菇像肉质一样的口感可以作为肉类的替代品，增加饱腹感。

芹菜：芹菜是一种低热量蔬菜，富含钠、钾，有助于调节血压。无论是作为零食生吃，还是添加到沙拉、汤品中，芹菜都能为餐点增添一抹清新的风味。

11 种不常吃的健康蔬菜大揭秘

宝塔菜：外形似宝塔，十分独特。富含蛋白质、维生素和矿物质。可凉拌或炒食，口感爽脆。有清热去火、润肺止咳等功效，对身体健康十分有益。

红菜苔：色泽紫红，营养丰富。含有多种维生素和矿物质。清炒后口感鲜嫩，带有微微甜味。具有增强免疫力、促进消化等作用。

冬寒菜：叶片圆润，富含胡萝卜素等。可煮汤或清炒，口感滑嫩。有清热利湿、滑肠通便等功效，适合在冬季食用。

木耳菜：叶片肥厚，形似木耳。富含钙、铁等矿物质。可做汤或清炒，口感软滑。有清热解毒、润肠通便等作用。

沙葱：具有独特的香味。富含维生素和矿物质。可凉拌或炒食，味道鲜美。有开胃消食、抗菌消炎等功效。

芦笋尖：比普通芦笋更嫩。富含多种营养物质。可清炒或凉拌，口感鲜美。有抗氧化、防癌等作用。

紫背天葵：富含铁、锰等矿物质和维生素。叶片背面呈紫红色，可炒食或做汤。有清热解毒、润肺止咳等功效。

罗勒叶：具有独特的香气，富含维生素和矿物质。可用于烹饪调味，如搭配番茄等食材做意面酱，增添风味，还能促进消化。

苦苣：含有丰富的维生素和膳食纤维。味道微苦，可凉拌或做沙拉。有清热降火、解毒消肿等作用。

豌豆苗：富含维生素 C 和胡萝卜素等。口感鲜嫩，可清炒或做汤。

能促进新陈代谢，对皮肤和眼睛健康有益。

茴香：有独特的香味，富含维生素和矿物质。可做配菜炒食或做馅料。能促进消化，缓解胃部不适。

如何将蔬菜融入日常饮食

要将蔬菜融入日常饮食并改变很多人不愿意吃蔬菜的习惯，可以从以下几个方面入手。

1. 增加蔬菜的多样性

尝试不同种类的蔬菜。很多人不喜欢吃蔬菜，可能是因为总是吃几种熟悉的蔬菜，觉得口感单一。可以多尝试一些平时不常吃的蔬菜，如羽衣甘蓝、红菊苣、抱子甘蓝等。每种蔬菜都有其独特的口感和营养价值，不断尝试新的蔬菜能增加饮食的趣味性。

例如，羽衣甘蓝可以做成沙拉，搭配坚果和水果，口感爽脆，营养丰富；抱子甘蓝可以烤着吃，或者炒在菜里，增加菜品的丰富度。

变换蔬菜的烹饪方式。采用不同的烹饪方法可以改变蔬菜的口感和味道，让人更容易接受。比如，有些蔬菜可以生吃，做成沙拉，保留其原汁原味和营养成分；有些蔬菜可以烤、蒸、煮、炒等，根据不同的蔬菜选择合适的烹饪方式。

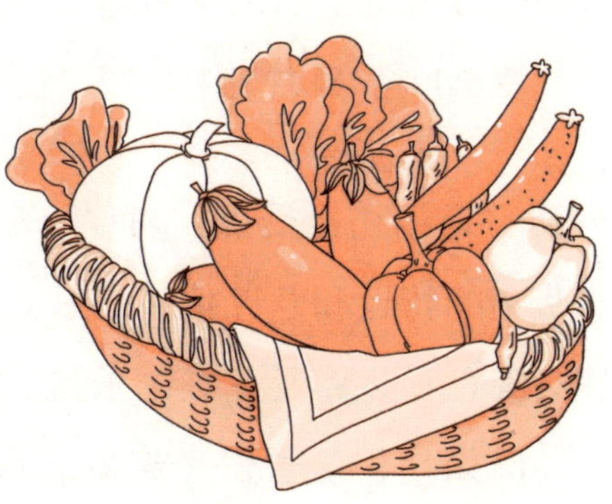

例如，胡萝卜可以生吃，也可以蒸熟后做成胡萝卜泥，还可以和

其他蔬菜一起炒着吃；西兰花可以水煮后凉拌，也可以烤着吃。

2. 让蔬菜更美味

搭配适当的调料。合理使用调料可以提升蔬菜的味道。可以使用一些健康的调料，如橄榄油、醋、柠檬汁、蒜末、姜末、香草等增加蔬菜的风味。

例如，将橄榄油和醋混合，做成简单的油醋汁，用来拌蔬菜沙拉；在炒蔬菜时加入蒜末和姜末，增添香味。

与其他食材搭配。将蔬菜与其他喜欢的食材搭配在一起，可以让蔬菜更容易被接受。比如，蔬菜可以和肉类、鱼类、豆类、蛋类等搭配，做成丰富的菜肴。

例如，将鸡肉和蔬菜一起炒，或者做成蔬菜鸡肉汤；在煎蛋饼中加入各种蔬菜，增加营养和口感。

3. 创造有趣的饮食体验

创意摆盘。通过创意摆盘可以让蔬菜看起来更吸引人。可以将蔬菜切成不同的形状，摆成有趣的图案或者造型，增加食欲。

例如，将胡萝卜切成花朵形状，将黄瓜切成薄片，摆在一个漂亮的盘子；或者用蔬菜摆出一个动物的形状，让孩子们更愿意吃蔬菜。

参与烹饪过程。让人们参与蔬菜的烹饪过程，可以增加他们对蔬菜的兴趣和接受度。可以一起去菜市场挑选蔬菜，让他们了解不同蔬菜的特点和营养价值；在家里一起做饭，让他们参与洗菜、切菜、炒菜等过程，感受烹饪的乐趣。

例如，和孩子们一起做蔬菜比萨，让他们自己选择喜欢的蔬菜放在比萨上；或者一起做蔬菜寿司，学习如何卷寿司，增加亲子互动。

4. 培养健康的饮食习惯

一是从小培养。对于孩子来说，从小培养他们吃蔬菜的习惯非常重要。可以在孩子添加辅食的时候，逐渐引入各种蔬菜，让他们熟悉蔬菜的味道和口感。

二是规律饮食。建立规律的饮食时间表，保证每天都有足够的蔬菜摄入。可以将蔬菜作为每餐的一部分，合理搭配主食。

三是了解相关知识。通过阅读相关知识，了解蔬菜的重要性和营养价值，提高对蔬菜的认识和重视程度。可以通过书籍、杂志、网站、社交媒体等渠道，获取关于蔬菜的知识和烹饪方法。

选对水果，助力空腹疗法

俗话说：“一天一苹果，医生远离我。”在空腹疗法中选对水果很关键，它能助力空腹疗法，开启健康新旅程。

不吃水果危害大

不少人因担心水果中的果糖导致肥胖而少吃水果。殊不知，长期不吃水果危害也很多。

1. 肠道环境失衡

水果富含膳食纤维，能促进肠道蠕动和新陈代谢。长期不吃水果，纤维素不足，易便秘，严重时会引发痔疮。

2. 体内维生素匮乏

水果是多种维生素的宝库，缺乏维生素 C、A、E 等，人体会出现皮肤粗糙、视力模糊、新陈代谢紊乱等问题。

3. 微量元素缺失

水果是微量元素的重要来源，长期不吃会导致微量元素缺乏，免疫力下降，易感冒发烧，还会头晕、记忆力减退。

低糖水果安心吃

1. 稳定血糖水平

低糖水果中含有的糖分相对较少，食用后不会引起血糖的急剧上升，对于糖尿病患者或者需要控制血糖的人群来说，是理想的选择。例如，苹果、蓝莓、草莓等水果，富含膳食纤维和抗氧化物质，既能满足口腹之欲，又能帮助稳定血糖。

2. 控制体重

低糖水果通常热量较低，有助于控制体重。在减肥期间，选择低糖水果作为零食或加餐，可以增加饱腹感。同时，水果中的膳食纤维还能促进肠道蠕动，帮助消化和排便。

3. 提供丰富的营养

尽管低糖水果的糖分含量较低，但它们富含各种维生素、矿物质和膳食纤维等营养成分。这些营养物质对于维持身体健康至关重要，如维生素 C 可以增强免疫力，矿物质有助于维持身体的正常代谢功能。

如何选择低糖水果

1. 了解水果的含糖量

不同的水果含糖量差异较大。一般来说，草莓、蓝莓、柚子、柠檬、苹果等水果的含糖量相对较低，而香蕉、葡萄、杧果等水果的含糖

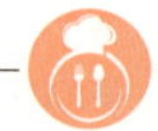

量则较高。在选择水果时，可以参考食物营养成分表，了解水果的含糖量和其他营养成分。

2. 考虑水果的成熟度

水果的成熟度也会影响其含糖量。通常情况下，成熟度越高的水果含糖量也会越高。因此，在选择低糖水果时，可以选择一些成熟度适中的水果，避免选择过熟的水果。

3. 结合个人口味和需求

除了考虑水果的含糖量外，还可以结合个人口味和需求来选择低糖水果。如果你喜欢口感酸甜的水果，可以选择草莓、蓝莓、柚子等；如果你需要补充维生素 C，可以选择柠檬、橙子等水果。

低糖水果的食用方法

1. 直接食用

低糖水果可以直接食用，作为零食或加餐。在食用时，可以根据个人口味选择是否去皮或去核。例如，苹果可以直接洗净后食用。

2. 制作水果沙拉

将低糖水果切成小块，与蔬菜、坚果等搭配制作水果沙拉，既美味又健康。在制作水果沙拉时，可以选择一些低糖的沙拉酱，或橄榄油醋汁、酸奶等，避免使用高热量的沙拉酱。

3. 制作果汁或果昔

将低糖水果榨成果汁或制作成果昔，可以方便地摄入水果中的营养成分。在制作果汁或果昔时，可以选择一些低糖的果蔬搭配，如苹果、芹菜、黄瓜等，避免糖分过多。同时，为了保留水果中的膳食纤维，可以选择使用榨汁机或搅拌机，而不过滤掉果渣。

食用低糖水果的注意事项

1. 适量食用

虽然低糖水果相对较为健康，但也不能过量食用。水果中除了含有糖分外，还含有一定的热量和其他营养成分。如果摄入过多，也会导致热量摄入超标，从而影响体重和健康。

2. 注意搭配

在食用低糖水果时，要注意搭配其他食物，保证营养均衡。可以将低糖水果与蛋白质、碳水化合物如鸡蛋、全麦面包、燕麦片等食物搭配食用，以满足身体的各种营养需求。

3. 注意个人体质

不同的人对水果的耐受程度不同，有些人可能对某些水果过敏或不耐受。在食用低糖水果时，要注意观察自己的身体反应。

总之，选择适合自己的低糖水果，并合理食用，可以为我们的健康带来诸多好处。

22 种常见水果 GI 值

高 GI

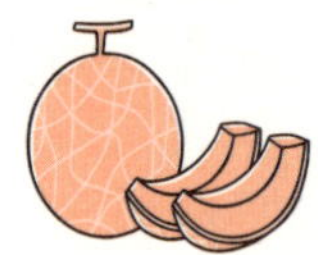
哈密瓜
GI=70

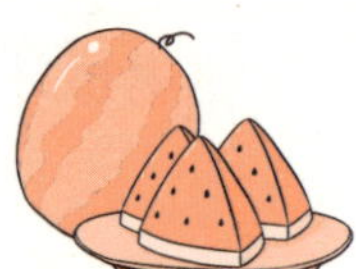
西瓜
GI=72

中 GI

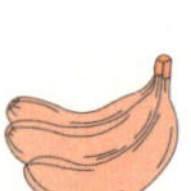
香蕉
GI=67

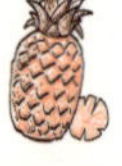
菠萝
GI=56

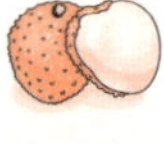
荔枝
GI=57

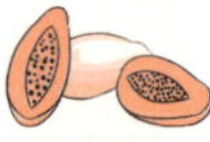
木瓜
GI=56

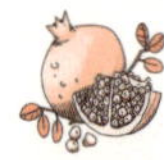
石榴
GI=67

低 GI

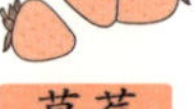
草莓
GI=40

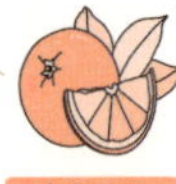
橙子
GI=43

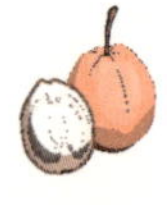
番石榴
GI=12

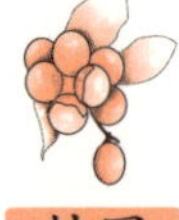
桂圆
GI=45

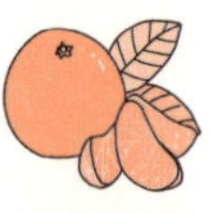
橘子
GI=43

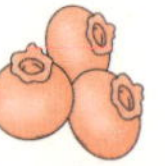
蓝莓
GI=53

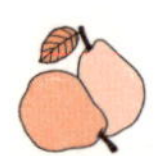
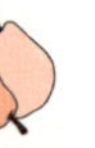
梨
GI=36

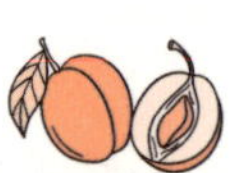
李子
GI=24

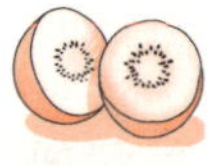
猕猴桃
GI=52

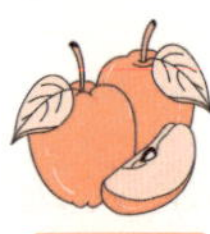
苹果
GI=36

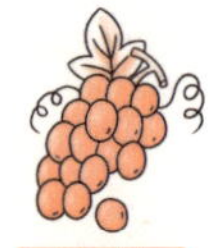
葡萄
GI=43

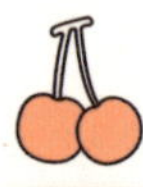
樱桃
GI=22

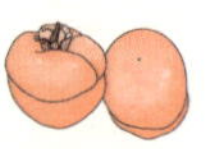
柿子
GI=50

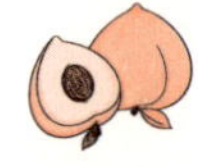
桃
GI=28

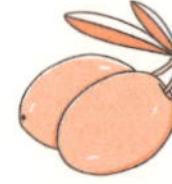
鲜枣
GI=42

这些美食，适当吃好处多

品味美食是人生一大快事。空腹力并不排斥美食，只是强调少食而已。

在饮食方面，人们首先应注重食物的多样性，确保人体的营养均衡。同时要遵循少食多餐的原则，避免过度进食加重肠胃负担。可适当吃的美食有：

蔬菜类：如西蓝花、菠菜等，富含维生素和膳食纤维，可清炒或做汤。

水果类：苹果、蓝莓等低糖水果，可直接食用，补充维生素和抗氧化物质。

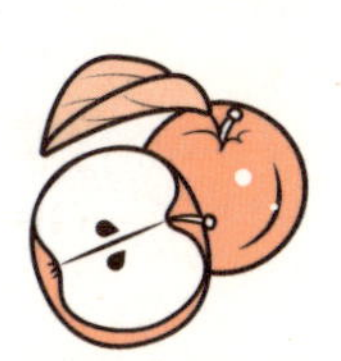

鱼类：如三文鱼，富含优质蛋白质和不饱和脂肪酸，可清蒸或烤制。

粗粮类：玉米、燕麦等，提供膳食纤维和复杂碳水化合物，可煮食或做成粥。

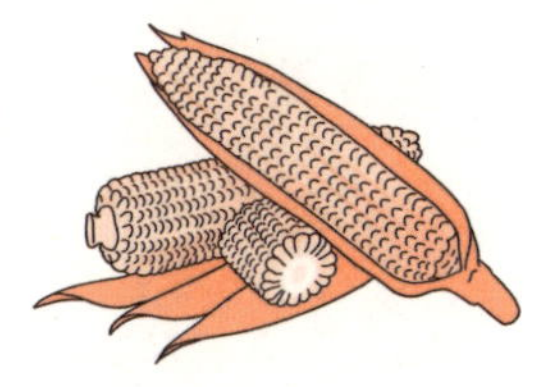

同时，适当安排空腹时间，让身体有机会进行自我修复和调整，以更好地实现饮食、养生与空腹力的融合。

在饮食、养生与空腹力的关联下，除了蔬菜、水果，还可以选择以下美食。

一、优质蛋白质类美食

豆腐

豆腐富含优质植物蛋白、钙等营养成分。

制作方法：可以做成麻婆豆腐、鲫鱼豆腐汤等。

鸡蛋

鸡蛋是优质蛋白质的良好来源，还含有多种维生素和矿物质。

制作方法：可以煮鸡蛋，简单方便又营养。或者做成鸡蛋羹。

鸡肉、鱼肉

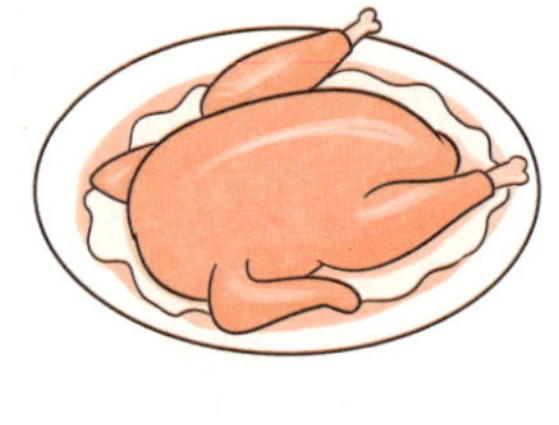

鸡肉富含蛋白质，脂肪含量低；鱼肉特别是深海鱼富含优质蛋白质和不饱和脂肪酸，对健康有益。

制作方法：将鸡胸肉煮熟后撕成丝，加入生菜、黄瓜、番茄、玉米粒等蔬菜，再加入橄榄油、醋、盐、黑胡椒等调料拌匀，做成鸡胸肉沙拉。鱼肉可以清蒸，如清蒸鲈鱼。

二、全谷物类美食

燕麦粥

燕麦富含膳食纤维、蛋白质和多种维生素、矿物质。

制作方法：将燕麦片放入锅中，加入适量水或牛奶，小火煮至浓稠，可根据个人喜好加入水果、坚果、蜂蜜等。

糙米饭

糙米保留了更多的营养成分，比白米饭更健康。

制作方法：将糙米提前浸泡几个小时，然后与大米按照一定比例混合煮成米饭。也可以在煮糙米饭时加入一些豆类、蔬菜等，增加口感和营养。

三、坚果类美食

坚果如杏仁、核桃、巴旦木等富含蛋白质、健康脂肪、维生素和矿物质等。

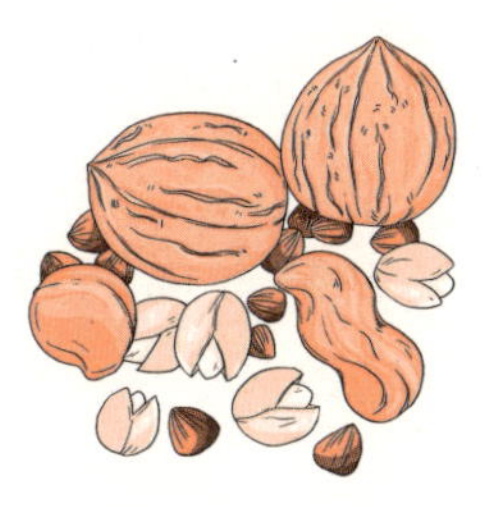

制作方法：可以作为零食直接食用，但要注意控制量，避免摄入过多热量。也可以将坚果加入酸奶、水果沙拉中，增加口感和营养。

在制作美食时，应遵循以下原则：

清淡烹饪：尽量采用清蒸、煮、炖、烤等清淡的烹饪方式，减少油炸、油煎等高油高脂的烹饪方法。

控制调料：减少盐、糖、油的使用量，选择健康的调料如橄榄油、醋、柠檬汁、香草等，增加食物的风味。

合理搭配：根据个人的营养需求和口味喜好，合理搭配不同种类的食物，确保每餐都有蛋白质、碳水化合物、脂肪、维生素和矿物质等营养成分的摄入。

把免疫力和自愈力“饿”回来

在自然界中，野生动物同样会面临疾病或受伤的困扰。然而，它们往往会选择禁食，安静地躺在巢穴中，等待身体的自然恢复。这种出于本能的行为，让我们明白断食可以作为治病疗伤的手段之一。断食能够将原本用于消化食物的能量重新分配，使其集中作用于免疫和排毒系统，让身体的各项功能焕发新的活力。

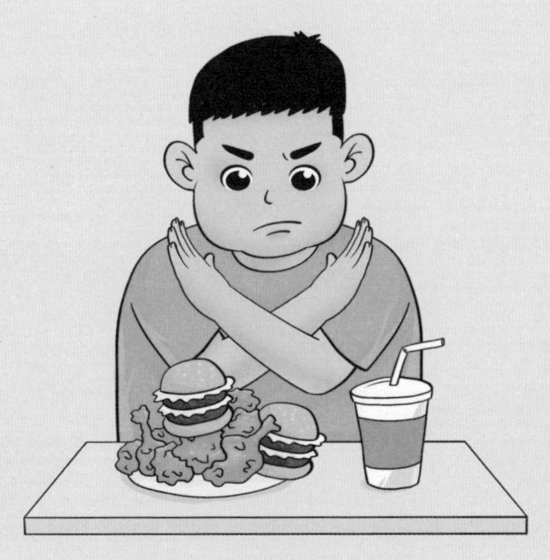

"三高"自我检测

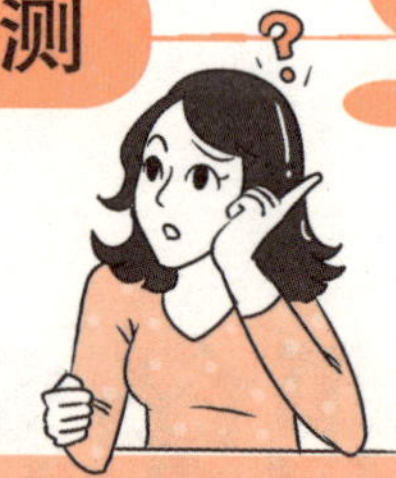

你是否拿到了体检结果，却看不懂数值？快对照下表，自查一下你的三高指数吧！

血糖测量标准

测量标准	空腹	餐后 1 小时	餐后 2 小时	餐后 3 小时
正常	4.4~6.1	6.7~8.3	5.0~7.2	4.4~6.7
良好	6.1~7.2	8.3~9.9	7.2~8.8	6.7~8.2
一般	7.2~8.2	10.0~12.7	8.9~11.0	8.3~9.9
不良	8.3~9.9	12.7~16.1	11.1~15.3	10.0~14.4

血压测量标准

血压类别	高血压	低血压
理想血压	120 左右	80 左右
正常血压	<130	<85
低血压	<90	<60
血压偏高	130~139	85~89
一级高血压	140~159	90~99
临界高血压	140~149	90~94
二级高血压	160~179	100~109
三级高血压	>180	>110

血脂测量标准

种类	参考值
总胆固醇	2.8~5.17
甘油三酯	0.56~1.7
男性－高密度脂蛋白	0.96~1.15
女性－高密度脂蛋白	0.90~1.55
低密度脂蛋白	0~3.1

饿肚子真的可以预防衰老吗

你有多久没饿肚子了？2022 年，著名的《科学》杂志发表了一项研究，证明饥饿可以延缓衰老的过程。既然饿一饿的效果这么好，不妨来试一下！

细胞自噬：细胞的“清洁工”

我们来了解一下什么是“细胞自噬”。你可以把它想象成细胞里的一个“清洁工”，它的工作就是降解和回收细胞自身的组成成分，比如一些损坏的蛋白质和细胞器。这样做的好处是，可以为细胞提供营养和能量，同时保持细胞内部的清洁，防止细胞受到损伤甚至死亡。

但是，随着年龄的增长，这个“清洁工”的工作效率会逐渐下降，导致细胞内堆积了很多“垃圾”。这些“垃圾”就是异常蛋白和受损细胞器，它们会触发一系列与年龄相关的疾病。而适度饥饿就像是给这个“清洁工”打了一针强心剂，让它重新活跃起来，加速降解和循环利用细胞内的废弃物，从而维持细胞功能的稳定和年轻态。

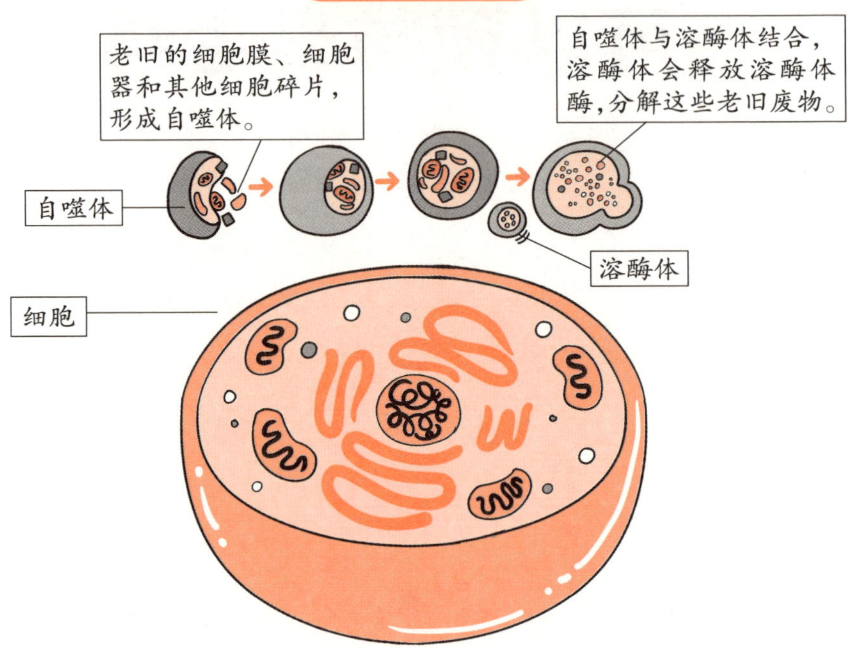

饿肚子真的能抗衰老吗

饿肚子真能抗衰老吗？答案是有可能，但并非“饿一饿就返老还童”。适度饥饿对人类有益处，可激活细胞自噬能力、增强免疫系统、提升认知功能等。但是，不可盲目节食，过度饥饿会使身体出现健康问题。

适当空腹可降低活性氧水平并抵御疾病与衰老

空腹可降低活性氧，抵御疾病与衰老。

活性氧是一种具有极强氧化性的氧分子。铁在潮湿环境中生锈、物质在火焰中燃烧，这些现象的背后均有氧分子在发挥作用。同理，活性氧也会在我们的脏器与组织中引发氧化反应，进而造成损害，这一过程被称作“氧化”。活性氧是多种疾病尤其是癌症等严重疾病的推手，衰老也由其所致。

调整饮食习惯能够有效降低体内的活性氧水平，适当空腹便是一种有效方式。如不吃晚饭的轻断食方式（同时避免摄入夜宵），可使氧气消耗量和活性氧生成量降低约13%，能够降低癌症及其他疾病的风险，还有可能延缓衰老进程。

实践中的小贴士

对抗衰老应注意什么?

适度原则：实践中要坚持适度的原则，避免过度节食。

个体差异：因人体状况和代谢能力不同，达到适度饥饿所采取的方式因人而异，建议在专业指导下实践，以确保安全健康。

综合抗衰老策略：结合均衡饮食、适量运动（每次运动30分钟以上）、良好心态和充足睡眠等，才能更好保持身体的健康。

适当空腹，和“三高”说再见

俗话说：“药补不如食补。”合理地控制饮食、养成良好的饮食习惯，对控制“三高”能起到很大作用。

降低“三高”，从吃开始

想要通过调整饮食结构，让高血压、高血糖、高血脂这些“小恶魔”远离你，那就赶紧来看看下面这些实用的建议吧！

1. 盐，少吃为妙

少吃盐，不仅能让血压稳稳下降，还能降低患心血管疾病的风险。远离腌制品、酱油、味精这些高盐“陷阱”，多选新鲜食材，用香草、柠檬汁这些天然调料给食物调味，味道也很赞！

2. 脂肪，挑着吃

如果你是高血脂患者，一定要有选择性地食用食物。很多食物中含有的饱和脂肪和反式脂肪是你的“大敌”，像动物内脏、肥肉、油炸食品这些少吃为妙。相反，深海鱼、坚果等这些富含不饱和脂肪酸的“好朋友”，则可以适量享用，它们能帮你降低血脂。另外，烹饪方式也很重要，蒸、煮、烤或炒都是不错的选择，油炸和煎炸应该尽量避免。

3. 糖分，适可而止

如果你是高血糖患者，对糖分可得“斤斤计较”。面对甜食、糖果、饮料这些高糖“诱惑”，尽量少吃或不吃。水果虽好，但也要控制摄入量，选择低糖水果如苹果、梨、柚子等。主食方面，如糙米、全麦面包是你的“好伙伴”，它们富含膳食纤维，还有助于降低血糖。

4. 纤维，多多益善

对于“三高”患者来说，膳食纤维可是个好东西。它能降低血脂、控制血糖，还能让你有饱腹感，控制体重。所以，要多吃蔬菜、水果、全谷类这些富含膳食纤维的食物，芹菜、菠菜、韭菜、西红柿、苹果、香蕉等都是不错的选择。

5. 营养，均衡为王

除了上述关于饮食的调整外，均衡营养也很重要。适量摄入瘦肉、鱼、蛋、奶等优质蛋白质，以及富含钙、钾、镁等矿物质的食品，因为这些营养素是维持身体健康和降低“三高”的“秘密武器”。

6. 小习惯，大作用

还有一些小习惯也能帮到你。比如进食时细嚼慢咽，有助于消化和吸收；避免暴饮暴食，采用少食多餐的方式；定期进行体检，了解身体状况，及时发现并处理“三高”问题。

特别需要注意的是，控制“三高”需要综合措施，除了调整饮食结构外，还需要结合适度的运动、戒烟限酒、心理调节等。适度的运动可以增强体质、提高免疫力、降低血压、血糖和血脂水平。

例如，每周进行至少150分钟的中等强度有氧运动，如快走、跑步、游泳等，同时结合力量训练，可以提高身体的基础代谢率，有助于控制“三高”。

总之，通过调整饮食结构，结合低盐、低脂、低糖、高纤维和均衡营养的原则，再有这些小习惯的加持，你一定会看到可喜的成果。但记得这些方法并不能完全替代药物治疗，如有需要，一定要在医生的指导下进行。

空腹疗法是“三高”人群的福音

1. 空腹疗法与高血压

空腹疗法有着神奇的功效。该疗法在治疗过程中能分解体内多余的糖分，从而带来一系列积极变化。空腹疗法不仅可以激活细胞活力，修复受损的细胞组织，还能加速坏死细胞的代谢分解过程。这样一来，身体细胞活性就能得到提升。还有，空腹疗法能强化身体的免疫力和自愈能力。

对于高血压患者来说，这是一个新的希望。空腹疗法能够有效缓解高血压症状，甚至为患者带来康复与治愈的可能。

2. 空腹疗法与高血糖

空腹疗法在调理高血糖方面有着显著作用。通过空腹可以净化血液中的毒素，激活胰腺细胞的活力。要知道，胰腺细胞在调节血糖中起着关键作用，当这些细胞充满活力时，就能更好地发挥作用。此外，空腹疗法能够加速对有害物质以及坏死细胞的分解，就如同为身体做了一次深度清理，从而促进新陈代谢，最终达到降低血糖的作用。

3. 空腹疗法与高脂血

空腹疗法对高脂血症患者来说是一个值得关注的调理方法。高脂血常常给人们的健康带来诸多隐患，而空腹疗法在这方面能发挥重要作用。通过空腹可以分解体内的油脂，同时，还能处理尿酸结晶，让身体更加清爽。此外，空腹疗法能够清除自由基，减少对身体细胞的损害。更重要的是，通过空腹的方式可以修复肝肾细胞功能。要知道，肝肾在代谢和调节血脂方面起着关键作用，当肝肾细胞功能得到修复时，就能更有效地降低血脂水平。

“三高”人群怎样实践空腹

1. 限制总能量的摄取

肥胖不仅会诱发高血压，还会促发高脂血症，所以将体重控制在适宜范围内非常重要。限制总能量的摄入是控制体重的有效措施之一。每日三餐应定时定量，避免过饱，以七分饱为宜。

2. 摄入优质蛋白质，限制高脂食品

蛋白质在促进新陈代谢和调节生理活动中发挥着重要作用。然而，蛋白质代谢产生的含氮物质会引起血压波动，因此我们应合理控制蛋白质的摄入量。在调配饮食时，我们可以尽量选择利用率高的优质蛋白质，多选用植物性蛋白质，而动物性蛋白质则宜选用鱼类、鸡肉、牛肉、鸡蛋、牛奶和瘦肉等。

此外，高脂饮食是诱发血脂升高的危险因素，所以，我们在膳食搭配中应坚持低脂饮食原则，每日脂肪摄入量不超过 50 克。在种类上，尽量选择富含不饱和脂肪酸的食物。

3. 多吃谷薯类食物

葡萄糖、果糖等单糖吸收迅速，易导致血糖和血脂升高，因此应尽量减少摄入。复合碳水化合物升糖指数低，膳食纤维则能促进肠道蠕动，加速胆固醇代谢，对预防“三高”大有裨益，所以应多吃含有丰富的复合碳水化合物和膳食纤维的谷薯类食物。

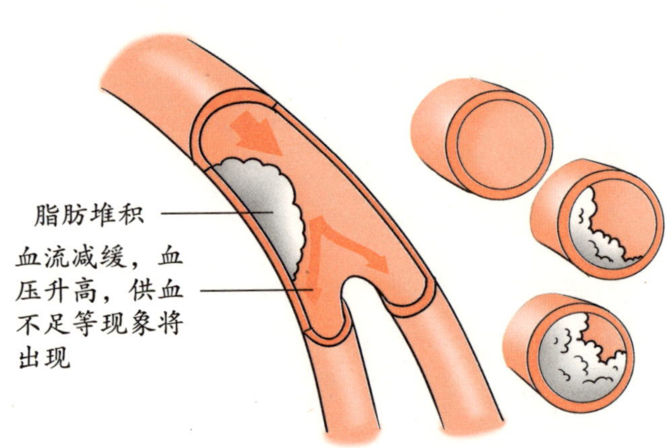

饿一饿，让心脏和大脑都动起来

适度节食对心血管健康的益处也不容小觑。心血管疾病作为威胁人体健康的“头号杀手”，其患病率随着年龄的增长而不断攀升。而适度节食则通过降低血压、胆固醇及甘油三酯水平，为心血管系统筑起一道坚固的防线，大大降低患病的风险。

此外，保持充足的睡眠、坚持运动等健康生活方式同样不可或缺，它们与适度节食相辅相成，共同为身体保驾护航。

值得注意的是，过度节食将对身体造成不可逆转的伤害。因此，节食应在专业医生的指导下进行。同时，针对不同年龄段的人群，节食的具体方法也应有所调整，制订更合理的节食计划。

适当空腹有益于降低患糖尿病的风险

糖尿病患者在疾病稳定阶段，可以尝试适度的空腹来控制血糖。虽非主要治疗手段，但可以辅助控糖，为患者带来积极影响。

当心糖尿病悄然来袭

许多人对糖尿病早中期症状认识不足，易错过早期可逆阶段。“三多一少”虽为典型表现，但在实际生活中症状不明显。糖尿病具隐蔽性，不检测血糖难以察觉，需留意身体细微变化，早发现才能及时应对威胁。若有疲劳乏力、小便频繁、口渴口干、易饿、手脚刺痛麻木、伤口愈合慢等症状，应尽快检测血糖。这些症状分别因糖尿病早期身体变化、血糖高影响肾脏吸收、高血糖致脱水、胰岛素抵抗、神经病变、胰岛素不足及高糖损害神经血管等引起。

适当空腹，降糖“新策略”

随着年龄增长，人体对胰岛素的敏感性逐渐下降，导致胰岛素

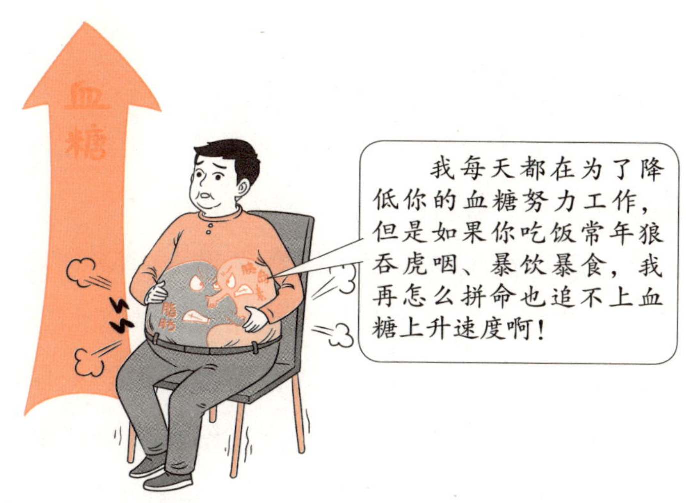

抵抗，血糖水平也随之升高。血糖水平过高易引发高血压、高血糖等问题。空腹可以改善胰岛素抵抗，稳定血糖水平，为延缓衰老进程贡献力量。

适当空腹的益处

对于糖尿病患者来说，适当的空腹疗法有着诸多好处。

首先，空腹疗法有助于促进新陈代谢。在促进新陈代谢方面，许多肥胖型糖尿病患者饱受脂肪堆积困扰。适当空腹能减少碳水化合物的摄入，可有效减轻胰岛素抵抗现象。胰岛素抵抗减轻后，身体细胞对胰岛素的敏感性得以提升，能更好地利用葡萄糖，从而助力体重控制，让新陈代谢更顺畅地进行，如同为身体的代谢引擎减负加油。

其次，空腹疗法有助于降低血糖水平。当身体处于空腹状态时，没有额外碳水化合物的摄入，血糖来源减少，有助于维持血糖在较

为稳定的水平。但要牢记，绝不能过度断食，因为过度断食会引发诸如营养不良等不良后果，所以一定要合理把控空腹的程度与时长，找到适合自己的平衡点。

另外，适当空腹对减轻体重意义重大。减少饮食摄入意味着身体吸收的葡萄糖量降低，身体会动用储存的脂肪来提供能量，进而达到减轻体重的效果。而体重的合理控制对于糖尿病的发展进程有着极为关键的影响，能在一定程度上缓解糖尿病症状并降低相关并发症发生的风险，为糖尿病患者的健康管理提供有力支持。

适当空腹，生育能力得到改善

为什么一些人吃的是粗茶淡饭，也没有特意服用昂贵的保健品，却能生育众多子女？原来，合理的“饿肚子”也可以让生育能力得到改善。

吃多了会导致不孕

专业医生和断食专家都觉得适度空腹能改善不孕症状，还能应对勃起功能障碍。暴饮暴食可能会引起不孕不育，因为吃太多会加重肠胃负担，引起消化不良等症状，长期如此还会诱发高血压、高血脂等慢性疾病，这些都是不孕的诱因。所以我们要调整饮食结构和饮食习惯，不暴饮暴食，远离可能引发不孕的疾病。另外，吃太饱还可能影响激素平衡，干扰排卵，降低受孕成功率。肥胖也是不孕的一个风险因素。

解开“多子”之谜

为什么吃得少的人更容易生孩子，精力也更充沛，男性还较少

出现勃起功能障碍呢？原来，身体饿的时候会给大脑发出危机信号，这种饥饿刺激能激活卵子里的线粒体活性，唤醒老化抑制基因。实验发现，空腹时被激活的基因像有魔力一样，能阻止细胞老化，让人保持旺盛生命力。现在社会中营养过剩人群较为常见，这些多余的能量像枷锁，会引发生殖抑制反应。相反，人感到危机时才会有强烈生殖冲动。这也许能解释为什么不孕不育在发达国家和地区更普遍，而一些贫困地区却“越穷越能生”。

我们好好做一个断食计划吧！
那在计划执行之前我还是做一些美食储备吧！

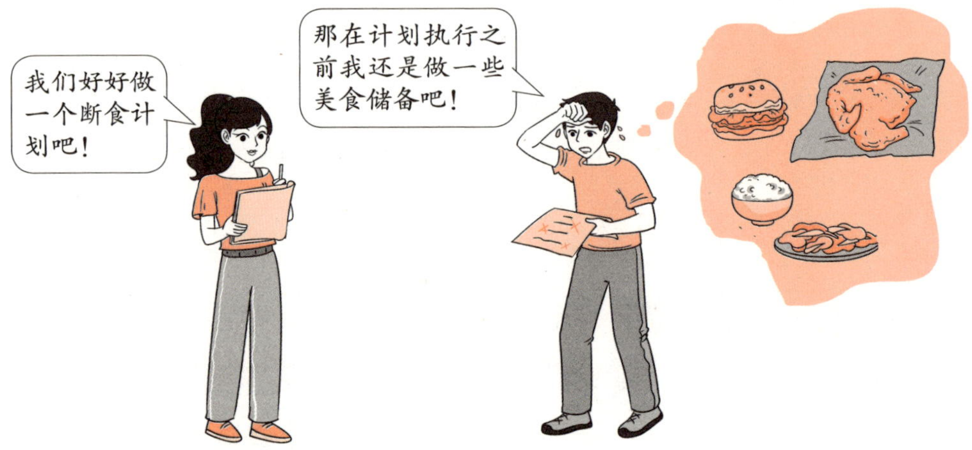

合理空腹，健康少食

合理空腹会对生育能力带来一定的积极作用，主要体现在以下几方面。

1. 对女性生育能力的影响

（1）调节内分泌：合理空腹有助于调节女性体内的激素水平。长期饮食不规律、过度进食易引发内分泌紊乱，进而影响月经周期与排卵。适度空腹能够使身体的代谢和内分泌系统得到一定调整，促进激素的平衡分泌。例如，一些患有多囊卵巢综合征的女性，通过恰当的饮食调整和间歇性禁食，有可能改善胰岛素抵抗和激素失衡状态，从而提升生育概率。

（2）控制体重：肥胖是影响女性生育能力的重要因素。过多的脂肪组织会产生过量雌激素，干扰正常内分泌平衡，影响排卵和受孕。适当空腹可帮助控制体重，减少脂肪堆积，进而改善生育能力。例如，通过控制饮食热量、增加空腹时间，可以促进脂肪燃烧，降低体重，提高胰岛素敏感性，有利于恢复正常的月经周期和排卵。

（3）改善卵子质量：在空腹状态下，身体会启动自噬机制，清除受损的细胞成分，包括老化的细胞器和异常蛋白质。这或许有助于提高卵子的质量和活力。例如，间歇性禁食可能通过激活细胞自噬，改善卵巢功能，提高卵子的发育和成熟度。

2. 对男性生育能力的影响

（1）调节激素水平：适度空腹能够影响男性激素水平，尤其是睾酮水平。睾酮在男性生殖系统中至关重要，对精子的生成和性功能起着关键作用。适度空腹有助于提高睾酮水平，增强男性生育能力。

（2）控制体重：肥胖同样会对男性生育能力产生不良影响。过多的脂肪组织会导致内分泌紊乱，降低睾酮水平，影响精子的生成和质量。适度空腹可以帮助男性控制体重，减少脂肪堆积，提高生育能力。

（3）改善精子质量：除了激素水平和体重控制外，适度空腹还

可能对精子质量产生直接影响。空腹状态下，身体的代谢和氧化应激水平可能会发生变化，这或许对精子的生成和发育产生积极作用。

对于正积极备孕的夫妻而言，共同探索并实践空腹疗法，无疑是一个值得考虑的优选方案。在女性排卵期即将到来的前3~5天里，夫妻双方可以进行空腹疗法。但在此过程中，务必记得享用早餐，以确保身体的基本营养需求得到满足。

适当空腹
既可强身又能健心

“不空腹，对抗肥胖无从谈起。”这句话虽然说得有些绝对，却强调了空腹在体重管理中的重要性，而适度空腹，不但强壮身体，还会对心理产生积极的影响。

空腹不是减肥的唯一方法

首先，空腹并不是减肥或对抗肥胖的唯一方法。实际上，对抗肥胖是一个综合性的健康议题，涉及饮食、运动、睡眠、心理等多个方面。

1. 饮食控制的重要性

通过合理安排饮食时间，如避免长时间不进食导致的暴饮暴食，以及选择健康的食物。空腹时段（如两餐之间的间隔）的管理，可以帮助人们更好地控制饥饿感，避免过度进食。

2. 身体代谢的调节

适当的空腹时间可以刺激身体的新陈代谢，有助于消耗更多的热量。当身体处于轻度饥饿状态时，它会开始利用储存的脂肪作为能量来源，这在一定程度上有助于减轻体重。

3. 心理准备的必要性

在面对减肥挑战时，有一个积极的心态和充分的准备是非常重要的。要成功对抗肥胖，就需要从心理上做好准备，包括接受合理的饮食限制和空腹时段。

然而，我们也需要注意到以下几点。

一是个体差异。每个人的身体状况和代谢速率不同，因此空腹时间的长短和效果也会因人而异。

二是营养平衡。虽然空腹有助于控制体重，但过度空腹可能导致营养不良和健康问题。因此，在空腹的同时，也要确保摄入足够的营养物质。

三是采取综合措施。对抗肥胖需要综合措施，包括均衡饮食、适量运动、充足睡眠等，单纯依靠空腹是无法达到长期减肥目标的。

综上所述，减肥虽然已是老生常谈的话题，但我们也应该理解到，对抗肥胖需要更全面的方法和策略。

暴饮暴食不可取

所谓饮食过量，即摄入的食物量远超人体所需。暴饮暴食是导致肥胖的元凶之一。多余的食物会使身体的营养物质过剩，进而在体内转化为脂肪，让体重悄然攀升。在日常生活中，以下这些引发肥胖的诱因，相信你一定都不陌生。

1. 美味食物往往暗含陷阱

高热量食物的诱惑无处不在。鸡蛋灌饼、螺蛳粉、炸鸡等美食没人能够拒绝，然而，美味背后往往隐藏着高脂肪、高热量的陷阱。

2. 情绪性进食危害大

不是因为饥饿，而是为了缓解情绪不适来“借吃消愁”的行为叫作情绪性进食。情绪性进食是一种为应对负面情绪而暴饮暴食的倾向，通过吃东西的方式来缓解情绪的不适感。

那么，我们究竟该如何有效杜绝情绪性进食呢？

首先，学习并实践一系列情绪调节技巧是关键所在。比如正念冥想，它能让你专注于当下的感受，不被负面情绪牵着走；深呼吸可以帮助你放松身心，缓解紧张情绪；瑜伽则通过各种体式和呼吸法，让你的身体和心灵都得到舒展。这些都是非常有效的情绪管理工具，能够让你更加从容地应对情绪的波动。

其次，寻找一些替代行为也是个不错的办法。当你感觉情绪需要释放的时候，不要马上冲向食物，可以去安静的小道上散散步，感受大自然的宁静；沉浸在阅读的世界里，让文字带你去不同的地方，体验不同的人生；聆听悠扬的音乐，或者和亲朋好友分享内心的感受，获得他们的支持和理解。

再次，制订一个科学合理的生活方式也非常可行。我们可以在日程表中安排一些体育活动，让规律的运动成为生活的一部分。运动不仅能够改善心情，还能显著增强体质。同时，一定要保证充足的睡眠，因为睡眠不足往往是情绪波动的重要诱因。当我们睡眠不足时，身体和大脑都处于疲劳状态，更容易受到情绪的影响，进而可能加剧情绪性进食的行为。

若你发现自我管理变得尤为困难，不妨寻求专业的心理干预。认知行为疗法（CBT）等心理治疗手段，能够帮助你改变不健康的思维模式，逐步重建正常的饮食习惯。对于已经发展为严重暴食症的患者，更需在医生的指导下进行综合治疗，包括心理治疗、营养咨询等，以及必要时的药物治疗。

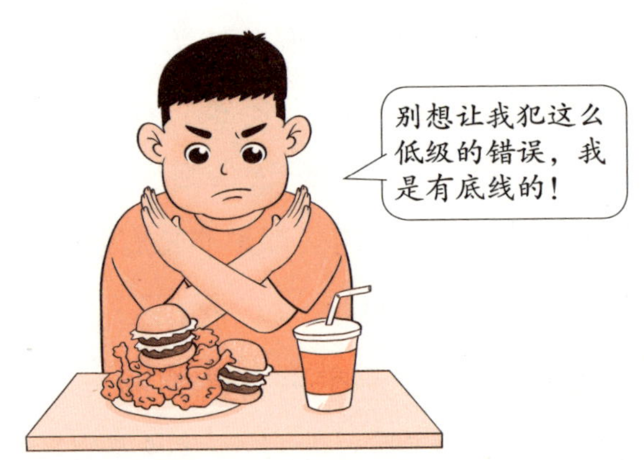

自愈力去而复返的秘密

空腹就像对身体进行“大扫除”，可以帮助身体恢复自愈力。被清理干净的引擎可以良好地运转，身体的“引擎”也一样。

让空腹唤醒身体自愈力

唤醒人体自愈力的关键，竟然是空腹。食物的消化与吸收，是一个看似简单实则复杂的过程，消耗的人体能量巨大。据研究显示，若我们一日三餐都吃得很饱，那么消化、吸收这些食物所耗费的能量，竟然可以与跑完一场全程马拉松所消耗的能量相提并论。

空腹所引发的饥饿感，犹如一把钥匙，悄然开启了生命力的开关。

对身体来说，饥饿无疑是一种危机信号，一旦警报响起，身体内的生命保障系统便迅速开始协同作战。在这一过程中，免疫力、自然治愈力以及排毒能力等生命机制纷纷被激活，身体的生命功能更是如雨后春笋般复苏，为身体筑起一道坚实的防线。

比如，适当空腹，可以给肝肾放个假。肝脏与肾脏作为人体内

的两大排毒器官，分别承担着分解毒素与过滤毒素的重任。然而，当饮食过量时，那些无法被消化、吸收与代谢的食物残渣便会转化为多余的毒素，在体内堆积。一旦生病或身体虚弱，肝脏的排毒能力便会大打折扣，肾脏的过滤器也会因此堵塞不畅。

但幸运的是，肾脏拥有着强大的自我恢复能力。通过适度的断食，

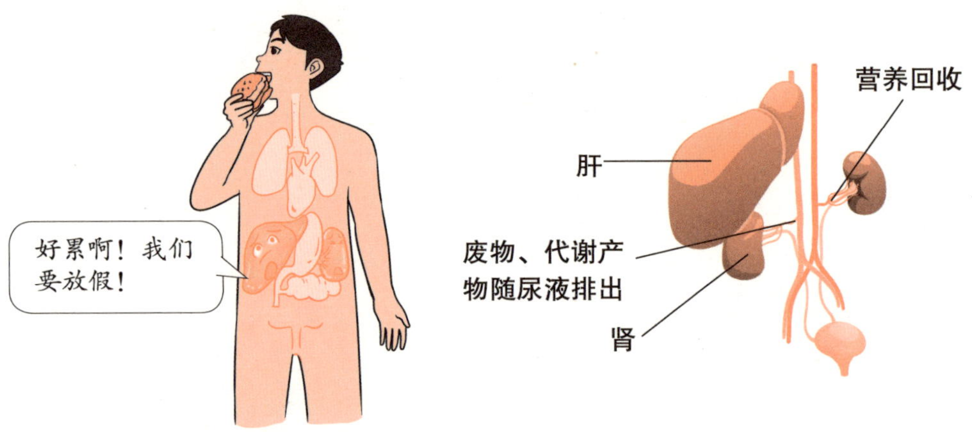

为肝脏提供充足的时间与空间继续分解毒素，同时也让肾脏的过滤器畅通无阻。这种自我净化的过程不局限于肝脏与肾脏，而是贯穿于体内的每一个组织、器官与脏器之中。因此，经过如此彻底的清洁与净化后，我们的身体将焕发出前所未有的活力与光彩。

总之，我们在生病、受伤的时候，医生总是嘱咐我们“不要吃太多”。这样的做法能够唤醒人体内在的自愈力，让它在我们养病、养伤的时候悄然发挥作用，无须很久，身体便能重新焕发健康与活力。

简单有效的轻断食疗法

轻断食之所以广受欢迎，是因为我们不必为了减肥不反弹而无休止地节食。即便在断食日，也只需将热量摄入控制在平时的四分之一左右，而次日便可尽情享受美食。

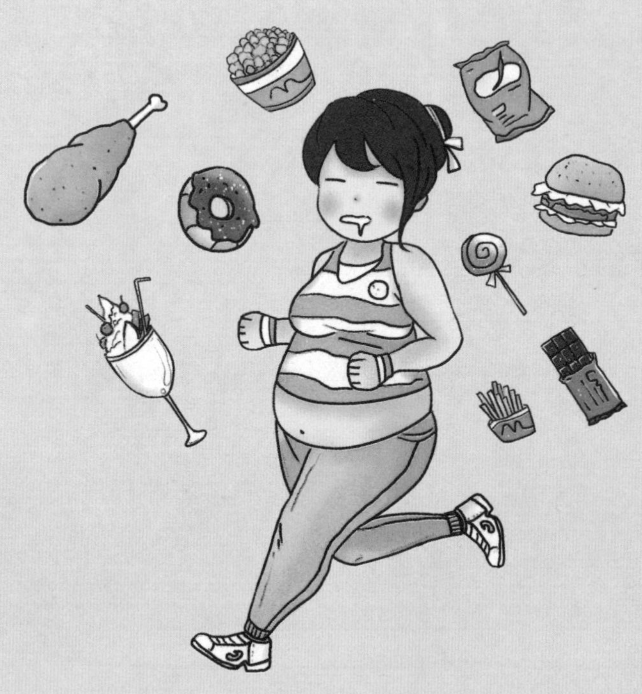

热量需求自我检测

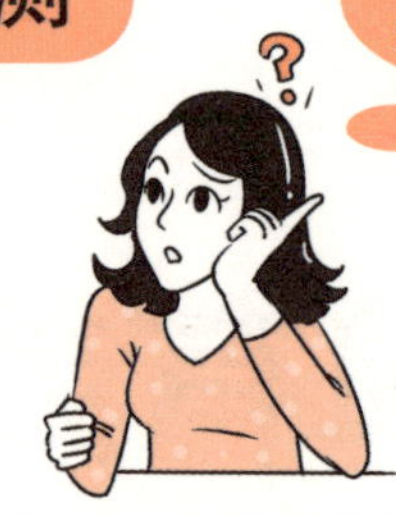

计算一下自己每天需要摄入多少热量吧！

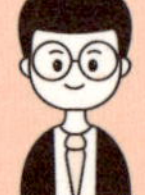

男性

18~29 岁	24.0（千卡）
30~49 岁	22.3（千卡）
50~69 岁	21.5（千卡）
70 岁以上	21.5（千卡）

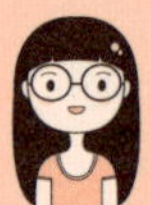

女性

18~29 岁	24.0（千卡）
30~49 岁	22.3（千卡）
50~69 岁	21.5（千卡）
70 岁以上	21.5（千卡）

低 1.50（1.40~1.60）

生活中以静态活动为主，少动多坐

中 1.75（1.60~1.90）

生活中经常有走路上下班，购物，做家务，或者轻度运动，多动少坐

高 2.00（1.90~2.20）

生活中有活动量较大的运动习惯，如踢球、游泳等，或者长期从事需要移动、站立的工作

上述数值是各种运动的强度值。根据各自的运动强度从括号内的数值范围中判断出自己的强度值吧。

摄取的热量（千卡）
=体重（千克） × 每千克热量摄入量（千卡） × 运动强度

例：32 岁女性，体重 50 千克，是办公室前台，需要接待客人，那么她需要摄入的热量应为体重“50 千克”× 每千克热量摄入量“22.3”× 运动强度“1.75”≈ 1951 千卡。

注：1 千卡 = 4.19 千焦。

轻断食，简单到不可思议

俗话说："想要长寿，肚子常空。"轻断食简单易行且不必挨饿，这与俗语呼应。然而，很多人有疑问，到底该如何进行轻断食呢？

认识轻断食

轻断食并非绝食，而是一种有节制的饮食方式。它的核心原理是在一定时间内适度减少食物的摄入，给身体一个休息和调整的机会。由于人体长期处于不断进食状态，体内的消化系统、代谢系统等一直处于忙碌的工作中。而轻断食就像是给身体按下了一个"暂停键"，让各个器官有时间进行自我修复和调整。例如，在轻断食期间，身体可以更好地清理体内的废物和毒素，同时也能激发细胞的自我修复机制，提高身体的免疫力。

轻断食的具体操作方法

轻断食的操作其实并不复杂。首先，要选择适合自己的轻断食模

式。常见的轻断食有“5+2”模式，即一周中选择两天进行轻断食，其余五天正常饮食。在轻断食的日子里，要控制食物的摄入量，一般女性每天摄入500克左右，男性600克左右。可以选择高营养、低热量的食物，如蔬菜、水果、优质蛋白质等。例如，早餐可以是一杯酸奶和一份水果，午餐是一份蔬菜沙拉和少量坚果，晚餐则是一碗蔬菜汤。同时，要注意饮食的均衡和多样性，确保身体获得足够的营养。

轻断食的好处与注意事项

轻断食带来的好处是多方面的。它可以帮助控制体重，减少脂肪堆积，降低患肥胖症、糖尿病等慢性疾病的风险。同时，还能改善消化系统功能，缓解便秘等问题。此外，轻断食还有助于提高大脑的清醒度和专注力，让人感觉更加精神。但是，在进行轻断食时也需要注意一些事项。首先，轻断食并不适合所有人，如孕妇、哺乳期妇女、身体虚弱的人等应谨慎选择。其次，在轻断食期间，如果出现头晕、乏力等不适症状，应及时调整饮食或停止轻断食。最后，轻断食不能替代正常的医疗手段，如果有疾病需要及时就医治疗。

总之，轻断食是一种简单易行的健康生活方式，但在实施过程中要根据自己的身体状况合理选择，科学操作。

轻断食其实很简单

所谓轻断食，并不是彻底绝食，而是在一定时间内不进食，其余时间则正常饮食，通过控制热量的摄入达到减肥的目的。轻断食并不需要我们买专业的器械或药物，它的要点只有根据生活习惯，掌控进食时间。如果我们现下没有生病，且不是不适合断食的人群（如孕妇、儿童、低血糖患者），那么现在就可以开始轻断食。

多种多样的轻断食方法

以下是一些便于操作且能融入日常生活的轻断食方法。

方法一：“5+2”轻断食法

“5+2”轻断食法对现代人颇具吸引力。它无须每日严格节食，仅一周选两天适度控制热量摄入，操作简便。能助力体重管理，改善代谢，减轻肠胃负担。还可培养自律饮食习惯，在忙碌生活中灵活施行，为追求健康与高效生活的人们提供新选择。作为一个备受瞩目的轻断食方法，后文将详细介绍。

方法二：“16+8”轻断食法

“16+8”轻断食法对现代人吸引力颇大。它只需将进食时间限制在8小时内，其余16小时禁食，操作相对简便。可在一定程度上控制热量摄入，有助于减肥减脂。能给肠胃足够休息时间，改善消化功能，且不影响日常工作生活节奏，让健康管理更易施行。作为一个备受热捧的轻断食方法，后文将详细介绍。

方法三：“211”断食法

“211”断食法就是吃饭按照自己的拳头来衡量，是一种较为科学的饮食方式，其核心在于合理规划进食时间与食物搭配。每天在8小时内完成三餐及1~2份点心的摄入，其余16小时仅饮水。每餐中

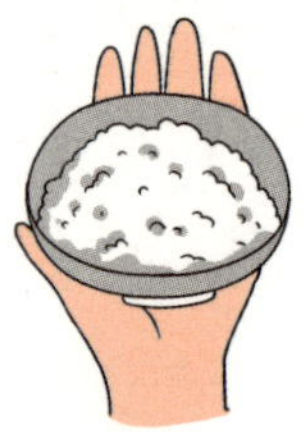

主食
松松地装平一个巴掌大的碗

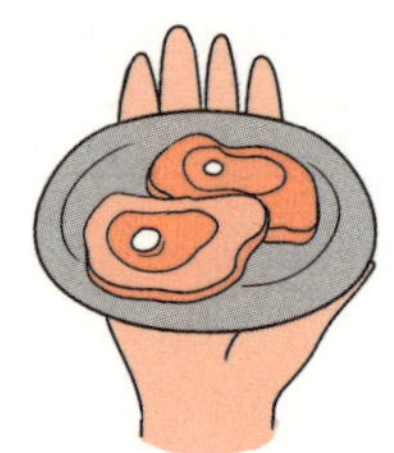

肉类
堆起来正好手掌心大小

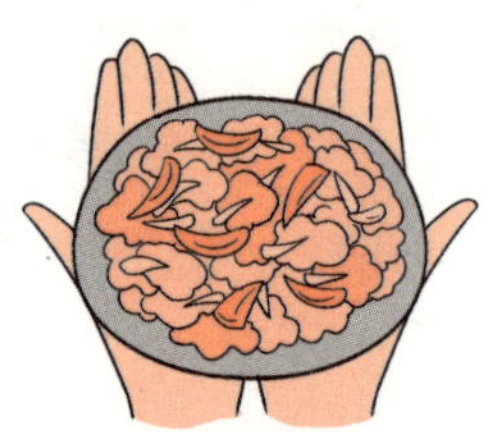

蔬菜
盛满一个两个手掌大的盘子的量

2 拳蔬菜富含各类维生素与膳食纤维，能促进肠道蠕动；1 拳低脂肉类如鸡胸肉、鱼肉等，是优质蛋白质的良好来源；1 拳高纤维主食如燕麦、糙米等，可缓慢释放能量。

这样的搭配在增加饱腹感同时，因膳食纤维和优质碳水化合物的作用，能有效避免血糖急剧上升，使身体维持在七分饱的舒适状态。睡前的少许饥饿感会刺激身体在夜间开启自我修复与新陈代谢的进程，有助于清除体内垃圾，对于维持健康体重以及预防慢性疾病都有着积极且显著的效果。

方法四："311"断食法

"311"断食法是一种具有一定特色的饮食方式。它规定每天在 8 小时内完成三餐及 2 份点心的进食，并且明确晚上 6 点之后停止进食，这给予了肠胃充足的时间进行消化与代谢工作。

在每餐或点心进食时，遵循只吃七分饱的原则。例如，主食可选择适量的红薯、玉米等粗粮，搭配适量的蔬菜和瘦肉、豆类等富含蛋白质的食物。

这种方式既保证了身体所需的各种营养物质，又避免了过度进食给肠胃造成的压力。长期坚持，身体能形成规律的饮食与休息节奏，不仅有利于体重的合理控制，还能促进消化功能的稳定，减少肠胃疾病发生的风险，同时帮助人们养成自律的饮食习惯，提升生活品质。

方法五：一日一餐断食法

这是一种较为特殊的断食方式。在这种方法中，每天仅进食一餐，且通常选择晚餐，其余时间则保持禁食状态，只可以喝水。人体在经过长时间禁食后，身体的细胞会启动自噬机制，清除受损的细胞器和蛋白质等，从而实现自我调整和修复。

选择晚餐作为唯一的一餐，是因为白天的禁食让身体处于能量相对匮乏状态，晚上进食时身体会更高效地吸收营养，将其转化为能量储备并用于修复组织。

然而，由于禁食时间较长，身体较弱或患有如低血糖、肠胃疾病等特定健康问题的人群可能难以适应，容易出现头晕、乏力、胃部不适等症状。在实施之前，最好听听专业人士如医生或营养师的意见，根据个人身体状况制订合理的断食计划，以确保安全和健康。

方法六：战士断食法

战士断食法是一种独特的饮食方式。它规定每天只有 4 小时为进食时间，在这 4 小时内可以正常进食，其余的 20 小时，可以进食少量蔬菜来缓解饥饿感。

这种方法建议将进食时段放在晚餐时段，比如从傍晚 4 点到晚上 8 点之间。在这个时间段进食，一方面刚好可以和家人或者朋友

共享一顿丰盛的晚餐，增进感情交流；另一方面也比较符合多数人的生活作息习惯，不会对日常生活造成太大的干扰。

但在实施战士断食法时，也需要根据自身身体状况进行调整，确保健康安全。

方法七：碳循环饮食法

碳循环饮食法是一种通过调整碳水化合物摄入量来实现增肌和减脂的饮食方法。它根据运动强度分为高碳日、低碳日和无碳日。这种饮食法比较适合专业运动员或者健身人群。

三种饮食比例分别如下：

高碳日：淀粉 50%、蛋白质 35%、脂肪 15%
低碳日：淀粉 25%、蛋白质 50%、脂肪 25%
无碳日：淀粉 10%、蛋白质 55%、脂肪 35%
以低碳日为例，示范食谱如下：
早餐：牛奶 200 毫升，鸡蛋 1 个，果蔬 1 份
午餐：主食 1 拳，肉蛋 150 克，蔬菜 2 拳
晚餐：肉蛋 150 克，蔬菜 2 拳

通过不同碳日的循环调整，可以更好地满足身体在不同运动状态下的营养需求，帮助人们更有效地达到健身目标。但在采用这种饮食法时，也需要根据自身实际情况进行合理调整，避免过度节食或营养不均衡。

方法八：生酮饮食法

生酮饮食法是一种较为特殊的饮食方式，其核心是一天只摄入高脂肪、适量蛋白质与极低的碳水化合物。这样做能让身体模拟进入饥饿状态，从而强迫身体燃烧脂肪。生酮示范食谱如下：

早餐：防弹咖啡（多用好油，比如椰子油，奇亚籽油，橄榄油）
午餐：油煎三文鱼＋芹菜
晚餐：牛油果＋花椰菜＋奶酪＋橄榄油沙拉

生酮饮食法需要谨慎使用，以确保在追求特定目标的同时，不会对身体造成不良影响。这种饮食法比较适合能够严格控制自己不吃或少吃糖分的人。对于糖尿病或肥胖症患者而言，应在医生的指导下进行，不可擅自尝试。

健康生活新方式之“16+8”断食法

管不住嘴？迈不开腿？来试试“16+8”断食法。它不需要进行极端节食，只需调整进食时间即可达到减肥效果。

什么是“16+8”断食法

“16+8”断食法，简单来说，就是把一天24小时分为16个小时的禁食时间和8个小时的进食时间。这种断食方式并非完全禁食，而是在禁食期间可以喝水、茶、黑咖啡等无热量饮品。

操作方法

首先，确定禁食和进食时间。你需要确定自己的禁食和进食时间。一般来说，比较常见的做法是将进食时间控制在早上8点到下午4点之间，或者早上9点到下午5点之间。当然，你也可以根据自己的生活习惯和工作安排来进行调整。

例如，如果你是一个上班族，早上可以在8点左右吃早餐，然

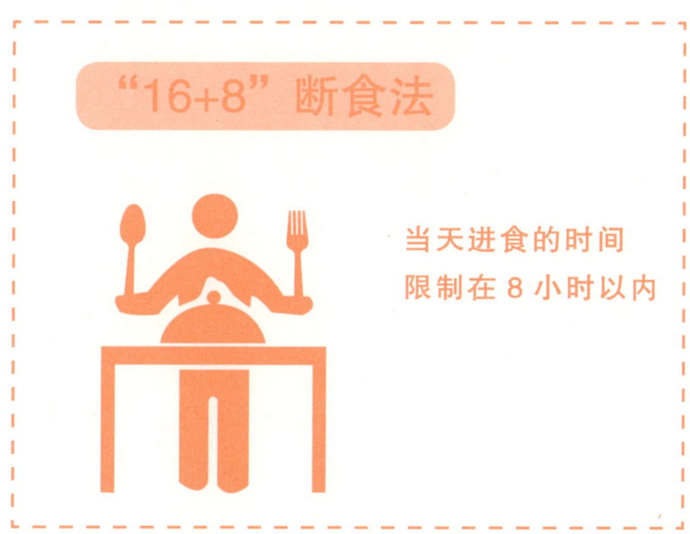

后在下午 4 点之前吃完最后一餐。这样既可以保证在工作时间内有足够的能量，又可以避免晚上进食过多。如果你是一个自由职业者，可以根据自己的作息时间来灵活调整进食时间，但要确保禁食时间达到 16 个小时。

其次，合理安排饮食。在进食期间，要注意合理安排饮食，保证营养均衡。这并不是让你在 8 个小时内暴饮暴食，而是要选择健康、营养丰富的食物。

早餐可以选择高蛋白、高纤维的食物，如鸡蛋、牛奶、全麦面包、水果等。这些食物可以提供足够的能量，不会让你感到过于饥饿。午餐可以选择一些富含蛋白质、蔬菜和碳水化合物的食物，如瘦肉、鱼类、蔬菜沙拉、糙米饭等。晚餐则要尽量清淡，避免吃过多的油腻食物和高热量食物。

俗话说："早餐要吃好，午餐要吃饱，晚餐要吃少。"在"16+8"断食法中，这句话同样适用。合理安排饮食可以让你在禁食期间不会感到过于饥饿，同时也有助于提高身体的代谢率。

再次，逐渐适应。如果你是初次尝试"16+8"断食法，可能会感到有些不适应。这时候，你可以逐渐适应这种断食方式，不要一下子就将禁食时间延长到16个小时。

可以先从12个小时的禁食时间开始，逐渐增加到14个小时、16个小时。在适应的过程中，如果感到饥饿或者不适，可以适当喝一些水、茶或者黑咖啡来缓解。同时，也要注意观察自己的身体反应，如果出现头晕、乏力、恶心等不适症状，要及时停止断食，并咨询医生的意见。

然后，坚持和记录。"16+8"断食法需要一定的毅力和坚持才能看到效果。在开始断食之前，你可以给自己设定一个目标，比如坚持一个月或者两个月。同时，要记录自己的饮食和体重变化，以便及时调整饮食计划和断食时间。

最后，要自律。在"16+8"断食法中，自律同样非常重要。只有坚持下去，才能看到自己的身体发生积极的变化。

适宜人群

1. 减肥人群

对于想要减肥的人来说，"16+8"断食法是一种比较有效的方法。通过限制进食时间，可以减少热量的摄入，同时促进身体消耗脂肪，达到减肥的目的。

2. 健康养生人群

除了减肥，“16+8”断食法还对健康养生有很多好处。它可以改善血糖、血脂、血压等指标，降低患糖尿病、心血管疾病等慢性疾病的风险。同时，也有助于提高身体的免疫力和代谢功能，延缓衰老。

3. 忙碌的上班族

对于忙碌的上班族来说，“16+8”断食法比较容易操作。你可以在上班时间控制饮食，避免吃零食和高热量的食物，晚上回家后再享受一顿丰盛的晚餐。这样既可以保证营养，又可以控制体重。

“一口吃不成个胖子。”减肥和健康养生是一个长期的过程，不能急于求成。“16+8”断食法是一种简单、有效的健康生活方式，但并不适合所有人。在尝试断食法之前，最好先听听医生的意见，了解自己的身体状况后再考虑是否断食。同时，要注意合理安排饮食和运动，保持良好的生活习惯，才能真正实现健康减肥和养生的目的。

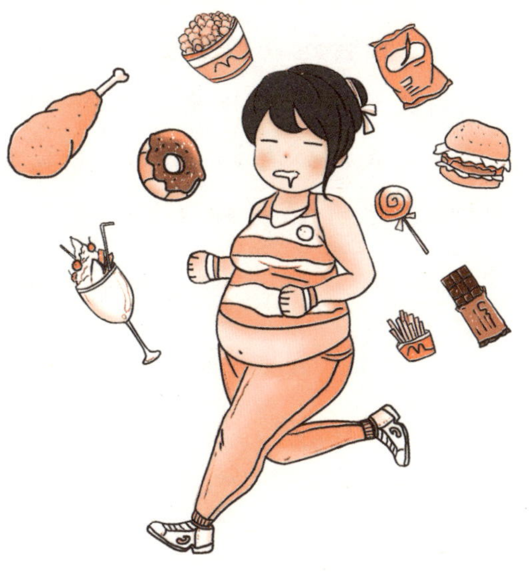

注意事项

不要过度节食 虽然“16+8”断食法可以限制进食时间，但并不意味着你可以过度节食。在进食期间，要保证足够的营养摄入，满足身体的需求。否则，可能会导致营养不良、免疫力下降等问题。

注意补充水分 在禁食期间，要注意补充水分，保持身体的水分平衡。可以喝一些水、茶、黑咖啡等无热量的饮品，但要避免喝含糖饮料和酒精。

倾听身体的声音 每个人的身体状况都不同，对“16+8”断食法的反应也可能不同。在尝试断食法的过程中，要倾听身体的声音，如果出现头晕、乏力、恶心等不适症状，要及时停止断食，并咨询医生。

结合运动效果更好 “16+8”断食法结合运动可以达到更好的减肥和健康效果。你可以选择一些适合自己的运动方式，如跑步、游泳、瑜伽等，每周进行至少三次运动，每次运动30分钟以上。

认识一下“减肥达人”：“5+2”断食法

俗话说“鱼和熊掌不可兼得”，但“5+2”断食法”却能打破常规。一周两天控食，满足味蕾又瘦身。让我们一起揭开它的神秘面纱吧！

“5+2”断食法为什么“红”

“5+2”断食法，为什么如此受人追捧？因为它便于执行，可谓是健康与瘦身领域的神助攻。“5+2”断食法如此走红，主要有以下几个原因。

1. 科学理论支持

（1）燃脂原理：该断食法能让身体在断食日进入能量缺乏状态，进而切换至以燃烧脂肪为主的供能模式。对于渴望减肥的人而言，能更高效地减少脂肪堆积，同时在一定程度上防止肌肉过度分解，有助于维持肌肉量。

（2）细胞自噬：科学研究显示，轻断食可提升细胞自噬作用的效率。细胞自噬能够帮助清除受损的细胞和代谢废物，对延缓衰老、增强身体免疫力以及维持细胞正常功能有一定的积极作用，这一点吸引了众多关注健康的人群。

2. 减肥有效果

（1）热量控制有效：一周内，5 天正常饮食可满足身体基本营养需求，而 2 天轻断食严格控制热量摄入，使得一周总热量摄入减少，从而实现减肥目的。

（2）易坚持：与那些每天都需严格控制饮食的减肥方法相比，“5+2”断食法一周仅需 2 天控制饮食，其余 5 天可相对正常进食，为人们在饮食上提供了一定弹性，更易于长期坚持。

3. 方法较为简单

（1）时间安排灵活：人们能够依据自己的生活节奏和工作安排，自由挑选一周中不连续的 2 天进行轻断食，不会对日常生活造成太大干扰。例如，有些人可能会选择工作日中的一天和周末的一天，这样既不会影响工作时的精力，也能在周末充足的时间内对身体进行调整。

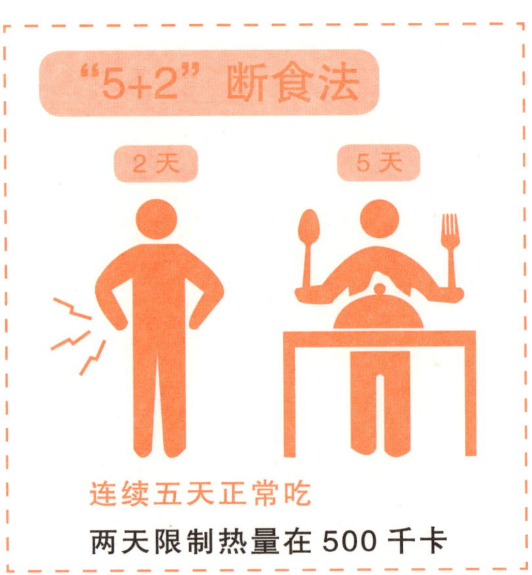

（2）食物选择多样：在断食日，虽然需要控制热量摄入，但依然可以选择各种低热量、高纤维的食物，如蔬菜、水果、鸡胸肉、鱼肉等，确保了饮食的多样性。

4. 符合现代生活需求

（1）适应快节奏生活：现代年轻人生活节奏快，工作压力大，往往没有过多时间和精力去准备复杂的减肥餐或进行高强度运动。“5+2”断食法相对简单易行，无须花费大量时间和精力准备特殊食物或进行大量运动，就能达到减肥和保持健康的目的。

（2）契合健康观念：现代人越发注重健康，对于减肥的需求不仅仅是追求体重下降，更关注身体的整体健康。“5+2”断食法不仅能助力减肥，还有利于改善身体代谢功能、提高免疫力等，符合现代年轻人对健康的追求。

确定禁食日

“5+2”断食法需要在一周中挑选两天作为断食日，比如周一和周四。非连续的断食日，避免使身体对连续的低热量摄入产生不适感，进而更有效地燃烧脂肪、减轻体重。

断食日控制热量

在断食日里，热量的摄入应限定在500~600千卡的范围内。可以选择低热量、高营养的食物，如蔬菜、鱼虾、鸡蛋、牛奶等。同时，豆类与粗粮也是不可或缺的，它们能为身体提供持久的能量支持，促进肠道健康。低热量摄入将促使身体利用储存的脂肪作为能量来源，从而加速多余脂肪的分解。

"5+2"轻断食饮食公式

高蛋白 早餐：提代谢

鸡蛋、鸡蛋羹、鸡胸肉、脱脂牛奶、脱脂酸奶、无糖豆浆、豆腐、豆花、虾仁。

高碳水 午餐：避免低血糖

红薯、紫薯、燕麦片、燕麦粥、苦荞麦片、荞麦面、山药、蒸土豆、芋头。

低热量 加餐：减饥饿

绿茶、乌龙茶、黑咖啡、梨、杏、李子、西梅、杨梅。

高纤维 晚餐：清肠饱腹

全麦面包、红豆粥、绿豆粥、煮玉米、煮毛豆、银耳、香菇、菠菜。

以下食谱也许会为你在断食日控制热量提供思路。

1. 保持适度运动

在轻断食期间，适当运动能够增加能量消耗。可以选择有氧运动、力量训练或其他适合自己的运动方式。运动可以提高身体的代谢率，减脂增肌。同时，运动还有助于改善心肺功能、增强肌肉力量与耐力等。

2. 正常饮食日管理

在其余五天内，我们可以保持正常饮食，避免因长期热量摄入过低导致的营养不良和代谢降低。但要选择健康食物，少吃高糖、高脂肪和加工食品。

在进行“5+2”断食法前，也可以咨询专业医生或营养师，根据个人健康状况来制订更加合适的方案。

注意事项

轻断食日要注意防范低血糖的发生。可以随身携带饼干、糖果以便在不适时及时进食。

此外，充足的水分摄入也是不可或缺的。每天应保证饮水量不少于2000毫升，如此，不仅有助于维持身体的正常代谢，还能促进酮酸等代谢废物的有效排出。在收获轻断食成果的同时，也不要忘记好好照顾自己的身体，确保健康与安全。

间歇性断食法，要谨慎进行

轻断食不仅可以减肥，还为我们的健康生活带来了诸多意想不到的益处。它能帮我们调整饮食习惯，养成健康生活方式，滋养修护身体。

算算 BMI，再考虑间歇性断食

想知道自己适不适合间歇性断食法，我们可以用体质指数（BMI）来判断自己是超重还是过瘦。它的计算方法是用体重（千克）除以身高（米）的平方。比如体重 55 千克、身高 1.6 米的女生，BMI=55÷（1.6×1.6）≈21.5（千克/米^2），属于正常范围。18.5~24 千克/米^2 是正常值，<18.5 千克/米^2 属于偏瘦；>24 千克/米^2 则是超重。

体重过低时，不要间歇性断食。因为身体在断食日需燃烧自身脂肪来满足能量需求。对于体重远低于正常标准的人而言，其体内脂肪储备很难满足断食日的能量消耗。此外，若体重不达标且伴有身体虚弱、面色苍白等明显营养不良症状，断食将加剧营养缺失，极易引发休克、猝死等严重危险，因此，这种情况下不能断食。

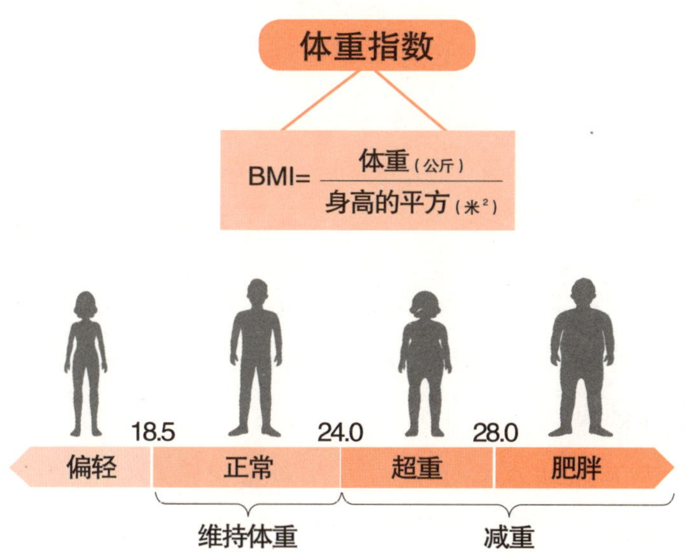

想尝试“间歇性断食”，这些事项要知道

如果当下的身体状况良好，想要尝试间歇性断食，那么在断食前后及整个过程中，有一些事项需要我们留意。掌握了这些关键要领，方能确保断食的成功，让我们的身体在不受影响的同时，获得良好的断食效果。

在准备实行间歇性断食前的三周里，如果条件允许，最好能在家中提前开始洗冷水澡，或者每天用冷水擦拭身体。因为在断食的过程中，人体的皮肤血管会自然收缩，此时切记不可洗热水澡，否则会使血管骤然膨胀，极易引发脑贫血的状况。同时，在断食期间，人体会进行自然的排毒过程，需要将排出毒素的汗水及时擦掉。

间歇性断食还需量力而行。最好把断食日安排在周末、节假日。在生活和工作异常忙碌，完全没有连贯的休息时间的情况下，不宜采用间歇性断食法。

做好心理准备再行动

在断食前，我们要在心理上做好充分准备。间歇性断食作为一种健康的自然疗法，必须在断食者自觉、自愿、愉悦的心境下进行，才能发挥最佳效果。

食欲作为人的基本欲望之一，在断食过程中需要得到克制。如果不能战胜自我、克制欲望，那么断食将难以成功。

对间歇性断食的正确认知也很重要。它并非单纯为了减肥或治病，而是一种具有辅助性的自然疗法。然而，有些人对断食的认知存在偏差，要么轻视其意义和作用，要么过分夸大其功效。这两种极端态度都是不可取的。

如何进行隔日断食法

顾名思义，隔日断食是一天正常吃，一天断食或只摄取少量的食物的饮食方法。持续一周为一个循环。

认识隔日断食法

隔日断食法的核心理念在于，当人体经历 12~24 小时的断食（这一时长会根据上一餐的饮食内容而有所差异）后，其能量代谢模式会发生显著转变——从依赖糖分燃烧转变为高效燃烧脂肪以维持身体机能。

这一转变对于减少内脏脂肪尤为有效。从前一天晚餐的结束到断食日的全程，身体将经历长达 36 小时的空腹期。在这一期间，血糖水平和胰岛素分泌均能保持平稳状态。在断食的过程中，能够激活脂肪分解机制，促使身体开始消耗储存的脂肪作为能量来源。

隔日断食法不仅能够促进体内脂肪的燃烧，还能在不影响日常活动的前提下，实现健康减肥和改善身体代谢的目标。

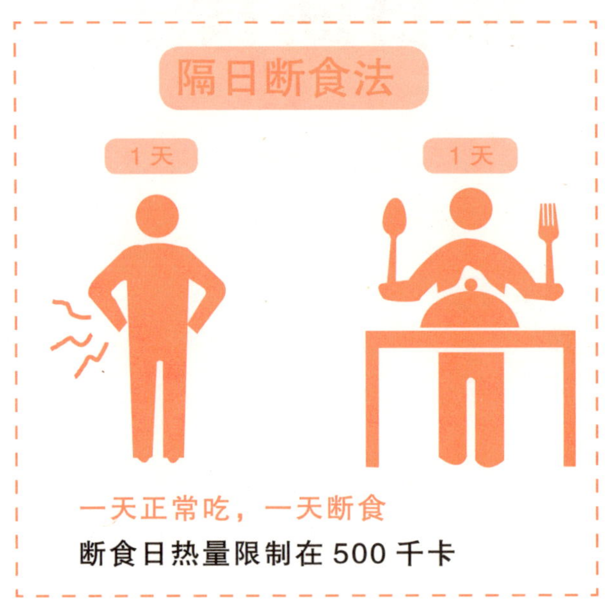

隔日断食适合哪些人群

首先，它非常适合减肥遇到平台期，体重难以再下降，且渴望快速瘦身的人群。

其次，对于已有一定轻断食经验的人来说，比如曾尝试过“16+8”轻断食或“5+2”轻断食的人群，隔日断食同样是一个不错的选择。因为他们的身体已经能够适应空腹和饥饿感，同时也掌握了多种调节饥饿感的方法。

隔日断食怎么吃

断食日有两个标准，严格的标准是断食日除了水，其他都不要吃；

宽松的标准是在断食日，吃非断食日 1/4 热量的食物。

无论液体断食法还是轻断食，都不要喝奶茶，因为补充糖分会打断断食，也不要喝牛奶，因为牛奶热量较高且含有乳糖，会打断断食。

饿了吃什么？可以根据以下指数选择：

1.100% 不打断断食：矿物质、维生素、膳食纤维和水。可以喝茶、咖啡；食用不添加淀粉的银耳、魔芋等，都不会打断断食，不影响断食期间脂肪持续燃烧。

2. 膳食纤维 + 脂肪，打断指数为 5%，如芝麻、牛油果。

3. 脂肪 + 蛋白质，打断指数在 20% 左右，如鸡蛋白 + 蛋黄、小鸡翅或牛肉。

4. 纯碳水化合物，如米饭、面条等会让胰岛素有大波动，100% 打断断食。

在进食日，可以尽情享受美食，完全按照自己的心意去选择食物，无论是垂涎已久的甜品，还是美味的肉食，都可以放心地吃。这样做的目的主要是为了满足口腹之欲，同时也能让食欲保持在一个相对稳定的状态。需要注意的是，在进食日千万别刻意去节食，因为过度节食可能会导致身体营养摄入不足，影响身体机能；也不要暴饮暴食，不然会给肠胃带来过重的负担，不利于长期健康地减轻体重。

而在隔日断食期间，有个常见的问题需要留意，那就是长时间禁食往往容易引发胃反酸现象。这时候，我们可以适当饮用一些碱性饮料，例如无糖苏打水，它能够中和胃酸，有效缓解胃部的不适症状。

对于减肥人群而言，隔日断食法并不适宜长期使用。一般来说，最多持续 2 个月。因为超过 2 个月后，这种断食法在减肥效果上就会逐渐达到一个瓶颈期，很难再有明显的进展。所以，当通过隔日断食法完成了突击减肥的目标后，就应该考虑更换成其他减肥方式，比如合理搭配饮食结构，增加适量的运动锻炼等，这样才能持续保持健康的体重和良好的身体状态。

开始行动，断食还须知道的事

准备断食啦！行动前要知道，不是人人都适合断食，身体不好得先问医生。断食不是完全不吃，要科学规划。准备好充足的水，及时补充。断食期间可能会有不适，要调整好心态。结束断食也要循序渐进，不可马上大吃大喝。了解这些知识，才能让断食更安全。一起行动吧！

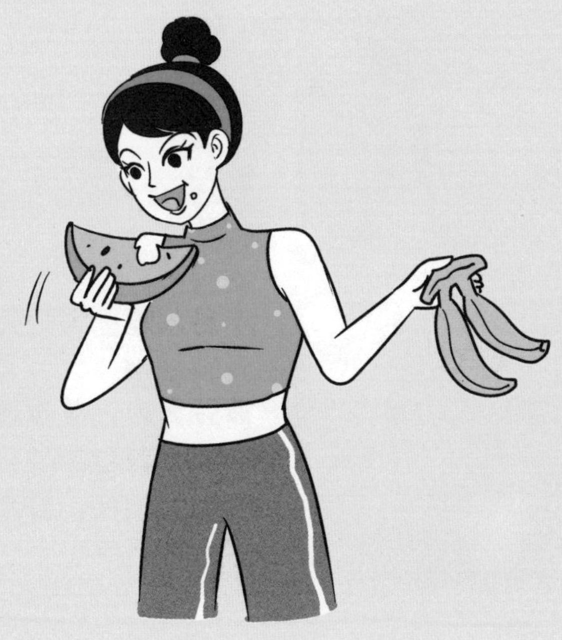

代谢水平自我检测

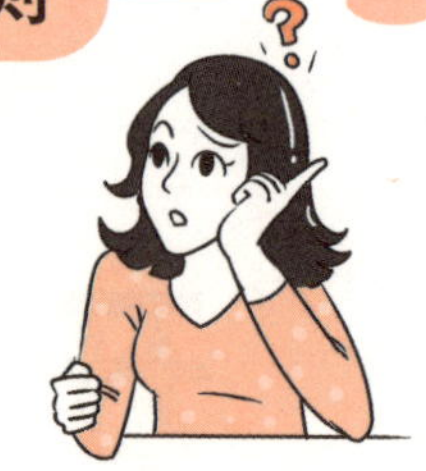

看看你的代谢水平是高还是低!

代谢水平高

皮肤：
有弹性有光泽

体型：
结实匀称，体重稳定

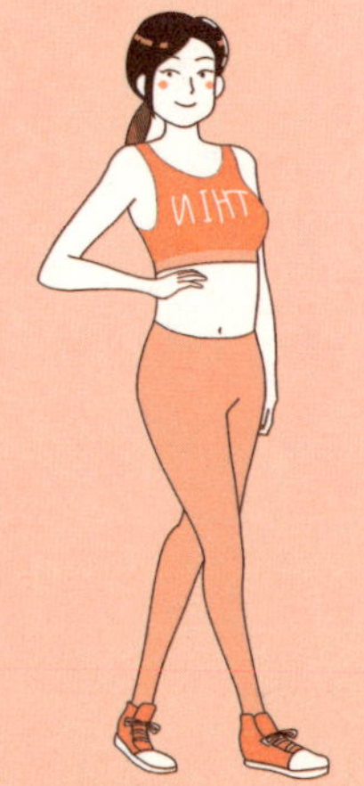

睡眠：
质量高，
睡醒了神清气爽

精神状态：
精力旺盛，活力满满

食欲： 吃嘛嘛香

大便： 每天都很痛快

代谢水平低

皮肤：
暗沉、出油、掉头发

体型：
不吃不瘦，一吃就胖；
四肢细肚子大

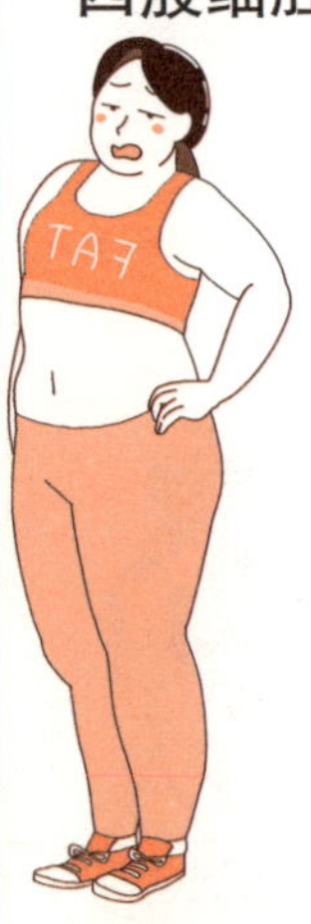

睡眠：
不易入睡，失眠多梦

精神状态：
疲劳乏力，总是提不起精神

食欲： 胃口不好，偏食

大便： 便秘，好几天才上一次大号

断食前的准备工作马虎不得

开始断食前，要把准备工作做充分。这不仅为了断食能顺利进行，也是对身体负责任的表现。

拒绝零食诱惑

开始断食之前，可以把高热量的零食、点心都藏到隐秘的角落。否则它们只会不断诱惑我们，增加断食的难度。

准备低热量的食品和饮品

开始轻断食前，不妨买一些喜欢的无热量饮品。如花草茶、原味无糖苏打水等。当然，纯净的白开水同样是极佳的选择。水分在断食期间尤为重要，它不仅能补充身体所需，还能有效缓解空腹带来的不适感。

断食期间需要严格把控热量的摄入，我们可以参考常见食物热量表，选择低热量食品。

食物热量对照表

单位：千卡 /100 克

名称	热量	名称	热量	名称	热量
主食类					
豆浆	15	白米饭	126	面条	270
白面包	130	老面馒头	225	肉包 1 个	250
稀饭	58	水饺子 10 个	420	油条	386
小米粥	46	方便面	470	牛肉面	540
水果类					
葡萄	43	番茄	18	草莓	30
苹果	52	香蕉	90	西瓜	25
菠萝	42	荔枝	70	猕猴桃	53
橙子	47	龙眼	71	木瓜	27
桃子	38	杧果	32	哈密瓜	34
蔬菜类					
冬瓜	11	土豆	76	芹菜	20
黄瓜	15	生菜	12	豆腐干	141
白萝卜	16	南瓜	22	四季豆	30
苦瓜	18	茄子	23	花生仁	580
香菇	19	木耳干	205	豆腐皮	395
肉食类					
肥猪肉	820	瘦猪肉	331	羊肉	203
鸡肉	166	鸡蛋 1 个	70	牛肉	125
鳝鱼	60	鲫鱼	108	鱿鱼	75
蟹黄	660	小龙虾	85	鲜贝	77

（续表）

饮品类					
名称	热量	名称	热量	名称	热量
白开水	0	58° 白酒	700	薯片	550
乌龙茶	1	食用油	899	可乐	150
红茶咖啡	3	饼干	546	酸奶	82
柠檬水	26	巧克力	586	冰激凌	200

评估身体状态很重要

决定断食前如果感到身体不适，要停止计划，立马就医。只有在确保安全与健康的前提下，我们才能更好地享受断食带来的益处。

和朋友一起轻断食

当我们决心施行轻断食的时候，不妨第一时间与亲朋好友分享计划。他们中或许会有人被轻断食的功效吸引，可以与我们一同体验这段独特的经历。这样一来，大家便能够相互鼓励，更好地将轻断食坚持下去。

此外，与了解轻断食的人一同用餐，无疑会让我们的轻断食之路更加顺利。大家可以交流心得，分享经验，避免在饮食选择上陷入迷茫状态。如今，随着医疗水平的不断完善，网络医疗日渐普及，当我们感到迷茫或困惑时，不妨在专业医疗和医院的帮助下寻求问题的解决方法。

半断食减肥

你是否听说过半断食减肥法？它采用不完全断食的方式，旨在助力身体有效排出积累的毒素，进而实现减肥的效果。

半断食减肥法知多少

“半断食”疗法不仅能帮我们瘦身，还能促进身体自愈力的恢复。它的原理是通过让消化器官得到充分的休息，使机能重新分配，从而有效排除体内毒素。如此，便能达到养生、排毒与减肥的功效。

要注意的是，虽然半断食“掉秤”效果的确不错，但是不少人只吃流食后，还是非常容易产生饥饿感。过度的饥饿很容易让人产生反胃、恶心的感觉，长此以往很有可能会慢慢地讨厌进食，逐渐发展为厌食症。如果一旦摄入量很少，营养跟不上的话，身体也容易出现新的疾病。所以，半断食减肥最好是不要“断食”过度。

如何“半断食”

“半断食”并不是完全不吃东西，而是通过调整饮食结构和摄入量，达到减肥、排毒、改善身体状况等目的。下面，我们就来详细介绍几种常见的“半断食”方法。

1. 月初两日断食法

将每个月的头两天设定为断食日，然后持之以恒地坚持一年，你会惊喜地发现自己的体重有了显著下降。不过，在实施这个方法之前，我们需要做好一些准备工作。首先，在断食的前一天，要将饮食量减半，这样可以为身体做好缓冲准备。

断食的首日，继续维持半量饮食，到了次日，则逐渐增加至平时的四分之三，从第三天起就可以全面恢复正常饮食了。这里要特别注意的是，食物的增减一定要循序渐进，切不可操之过急，以免给胃肠功能带来损伤。

2. 黄瓜断食法

在断食的一到两天之间，只吃新鲜的黄瓜。黄瓜中富含水分和纤维，这对于清理肠胃积聚的毒素和废物非常有帮助。通过这种方法，我们不仅可以减肥，还能降低血脂，预防心血管疾病。

黄瓜的水分含量非常高，可以让我们在断食期间不会感到过于口渴。同时，黄瓜中的纤维可以促进肠道蠕动，帮助我们排出体内的垃圾。

3. 蜂蜜断食法

在喝水的时候加入两汤匙的蜂蜜，一日三餐只喝蜂蜜水。蜂蜜具有杀菌解毒的功效，能够让因暴饮暴食而受损的内脏“歇一歇”，同时还能加速新陈代谢，促进脂肪燃烧。但是，这种方法不适合患有糖尿病的人群。

蜂蜜中含有丰富的营养成分，能够为身体提供一定的能量。而且，蜂蜜的口感甘甜，也能在一定程度上满足我们的味蕾需求。不过，由于蜂蜜中含有一定的糖分，所以糖尿病患者一定要避免使用这种方法。

4. 米汤断食法

用糙米熬粥，滤去米渣，就得到了米汤。或者我们也可以直接用糙米粉来熬汤。每一餐的米汤大概是用25克的糙米熬取，一日三餐都喝米汤。米汤含有丰富的营养，不仅可以避免断食引起的乏力感，还可以保护胃黏膜。

糙米是一种非常健康的食物，它富含膳食纤维、维生素和矿物质等营养成分，熬成米汤后，更容易被身体吸收。

5. 蔬果汁断食法

在断食期间只喝新鲜的蔬果汁。蔬果汁中含有丰富的纤维素，有助于清理肠胃，而且还包含丰富的维生素和矿物质，具有美容养颜的功效。我们可以根据个人体质与需求来选择蔬果汁。但是请注意，这种方法不宜超过三天。

蔬果汁可以由各种蔬菜和水果混合而成，比如胡萝卜汁、苹果汁、菠菜汁等。不同的蔬果汁有不同的功效，我们可以根据自己的需求进行选择。

6. 牛奶断食法

在断食期间，一日三餐仅饮用牛奶。牛奶营养丰富，可以满足身体的基本需求。牛奶同时还携带有益生菌活性成分，不会给消化道带来额外负担。但是，这种断食法最好不要超过三天，血脂偏高的人可选用脱脂牛奶。

牛奶中含有丰富的蛋白质、钙等营养成分，能够为身体提供必要的营养。牛奶中的益生菌可以帮助我们维持肠道的健康。

7. 生姜红茶断食法

这种方法适合手脚冰冷、体质偏寒，爱吃零食但又想减肥的女性朋友，以及经常熬夜、生物钟紊乱、进食不规律的“加班族”。生姜红茶的做法很简单：取生姜 5 片，红茶 10 克，蜂蜜适量。用 90° 以上的开水冲泡红茶生姜，等茶变 45° 时，加入蜂蜜。

在饮用生姜红茶的过程中，如果感觉到腹部有些灼热，可以适当减少饮用量。生姜具有温中散寒的作用，红茶则可以提神醒脑。蜂蜜可以增加口感，同时也有一定的润肠通便的作用。

总之，“半断食”虽然是一种比较健康的减肥和排毒方法，但是在实施的过程中，一定要根据自己的身体状况选择适合自己的方法，并且要注意循序渐进，切不可操之过急。同时，如果在断食期间出现身体不适的情况，一定要及时停止并咨询专业人士。

断食日也能吃的低卡食物

如果我们实在难以克制口腹之欲，那么在断食日也有几种低热量的食物可供选择，它们既能满足味蕾，又不会破坏断食计划。

新鲜美味的低卡食物

1. 水果类

在水果类中，柑橘类水果尤其是蜜柑，含有极高浓度的川陈皮素，这种神奇的化合物有预防肥胖和动脉硬化的作用。

同样值得推荐的是葡萄柚，它富含柚皮素，能促进肝脏燃烧脂肪。半个葡萄柚的热量仅为 39 千卡，是断食日的理想选择。但请注意，葡萄柚与许多常用药品可能产生交互作用，如果你正在服用他汀类药物，请在食用前咨询医生。

当然，你也可以吃一片西瓜（每 100 克仅含 30 千卡热量）或苹果（每 100 克含 50 千卡热量）。它们不仅美味可口，还富含消化脂肪的得力助手——果胶。虽然苹果的热量相对较高，但断食日吃一个苹果还是不过量的。

此外，蓝莓含有丰富的抗氧化多酚类和植物营养素，能帮助身体分解脂肪细胞并阻碍新脂肪细胞的生成。

2. 蔬菜类

断食日也可以食用各种蔬菜。西蓝花营养丰富；茴香削成薄片后口感更佳；毛豆则是低脂蛋白质和 w-3 不饱含脂肪酸的优质来源。但是，在烹饪蔬菜时也要注意控制油的使用量。绿色的叶菜也是断食日的绝佳选择。小白菜、圆白菜、苋菜、芥菜、生菜等，它们都是名副其实的维生素宝库，且热量极低。值得一提的是，蒜头中含有形成其辛辣味道的大蒜素，这种物质被认为可以保护细胞并减少脂肪囤积。

3. 汤类

美国宾州大学的科学家发现，汤能够抑制食欲。我们可以选择清汤或味噌汤，或者用胡萝卜和香菜做汤，不要喝高油高加工的海鲜杂烩汤。

4. 主食

燕麦是常备的低 GL（升糖负荷）主食，也可以搭配其他食物，例如碾碎的干小麦、藜麦等。燕麦片含丰富的蛋白质和纤维质，烹煮容易，也是铁质的良好来源。

5. 乳制品

乳制品虽然充满蛋白质和钙，脂肪含量也高。无脂的酸奶有蛋白质、钾、益生菌，和坚果一样能延长饱腹感。

低热量家常菜做法

1. 小白菜炒香菇

（1）准备小白菜、香菇、蒜片。

（2）锅中少油炒香蒜片，倒入香菇翻炒。

（3）倒入小白菜先炒根，后炒叶。

（4）加入适量盐，翻炒均匀即可。

2. 蒜蓉西蓝花

（1）西蓝花摘朵，准备蒜末小米辣。

（2）西蓝花焯水过凉备用。

（3）少油炒香蒜末，倒入西蓝花翻炒均匀。

（4）生抽蚝油各 1 勺，加少许盐，出锅前撒小米辣即可。

3. 番茄炒花菜

（1）番茄切小块备用。

（2）花菜掰小块，过水焯一下。

（3）在锅中放少许油和葱花炒香。

（4）加入番茄炒出汤汁。

（5）放入焯好的花菜，加一勺生抽继续翻炒即可出锅。

4. 清炒西葫芦

（1）西葫芦切片备用。

（2）锅中放入葱花、蒜瓣，加少量油炒香。

（3）放西葫芦翻炒，炒至七八成熟放 1 勺生抽、1 勺醋继续翻炒。

（4）翻炒均匀，即可出锅。

风靡一时的水果断食法

水果断食法曾风靡一时，很多人都听过只吃水果可以快速减脂的说法。但效果到底如何呢？它是瘦身捷径还是迷途呢？一起了解一下吧！

水果断食法为何受欢迎

水果断食法近年来备受推崇，主要有以下几个原因。

首先是减肥诉求。一方面，水果热量相对较低，如每 100 克苹果约 52 千卡热量，每 100 克草莓约 32 千卡热量，远低于高脂、高糖和高淀粉食物。另一方面，很多人认为短期只吃水果可快速消耗脂肪减轻体重。同时，水果富含膳食纤维，能增加饱腹感、控制饮食量，且促进肠道蠕动、改善消化功能。

其次是健康观念。水果是维生素和矿物质的良好来源，像橙子富含维生素 C，香蕉富含钾。人们觉得摄入足够营养对健康重要，水果断食能让人有“健康养生”之感。而且水果天然无过多加工，不含人工添加剂，符合现代社会对食品安全和健康的追求。

再次是简单易行。水果随处可得，城市农村都能轻松买到，无需特殊食材准备和复杂烹饪。与严格减肥饮食计划相比，只需选喜欢的水果吃，不用计算卡路里和营养比例，适合没时间或不想费力规划饮食的人。

最后是社交媒体和明星效应。平台上常有水果断食法分享、推荐和成功案例，人们易受启发。铺天盖地的网络舆论声称其有快速减肥、排毒养颜功效，扩大了影响力，让普通人爱上水果断食法。

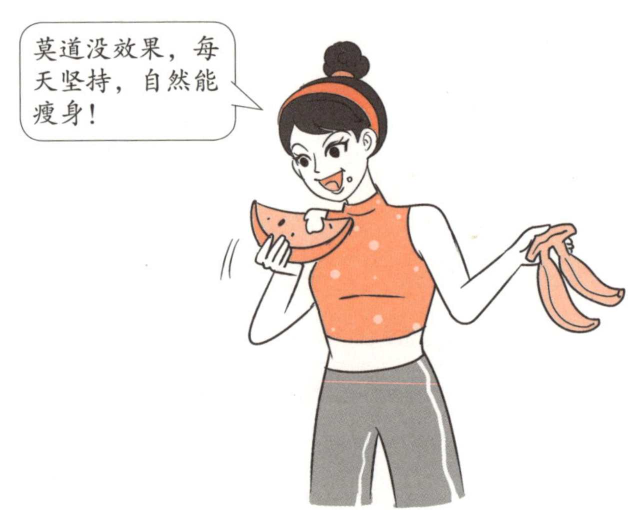

水果断食法执行小贴士

首先，水果断食是极低能量摄入的方式，健康人群一周内尝试最好不超过两天，且不要连续进行。毕竟身体需要一定能量维持正常运转，过度饥饿可能对身体造成伤害，比如降低免疫力、影响身体器官功能等。

其次，在感冒、发烧等生病期间，以及女性生理期，不可实施水果断食法。此时身体较为虚弱，需要足够的营养来对抗疾病或维持生理平衡，进行水果断食可能会加重身体负担，延缓康复进程。

再次，执行水果断食当天，一定要保证充足睡眠。睡眠是身体修复和调整的重要时刻，在断食期间，身体更需要充分休息来应对能量摄入不足的情况。

另外，断食期间建议每日饮水量达到 2000 毫升。水对于身体新陈代谢至关重要，能帮助排出体内毒素，让身体在断食状态下也能保持良好的代谢水平。

最后，可以考虑将水果断食法与“16+8”轻断食法相结合。“16+8”轻断食法即一天中 8 小时内进食，16 小时禁食。两者结合能在控制能量摄入的同时，保证身体有一定的营养供给，共同助力健康减重。

特别提醒：无论采用哪种方法，都应在确保身体状况健康良好的前提下进行，如有不适，应立即停止并咨询专业人士。

水果断食法的利弊

水果断食法的好处是：能让消化系统休息调整，减轻胃肠负担，缓解胃肠疾病症状并提升功能；改善皮肤，清除自由基，防皱纹、促新细胞生成，让外貌更年轻。

但长期只吃水果不可取。虽能快速掉秤，但饮食单调会让人心理压抑烦躁，且果糖过量易致血糖上升、脂肪堆积，陷入“越减越肥”的怪圈，甚至诱发糖尿病。此外，水果营养不均衡，缺乏蛋白质和某些微量元素如铁质。人体缺铁，会影响血红蛋白合成，引发贫血等健康问题。

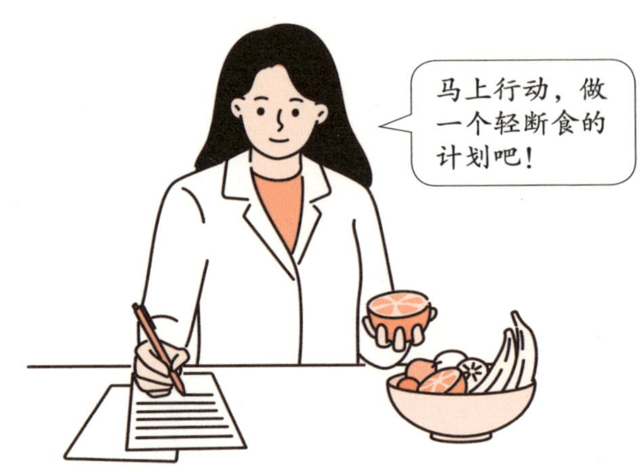